図解
人工筋肉

ソフトアクチュエータが拓く世界

中村太郎[著]

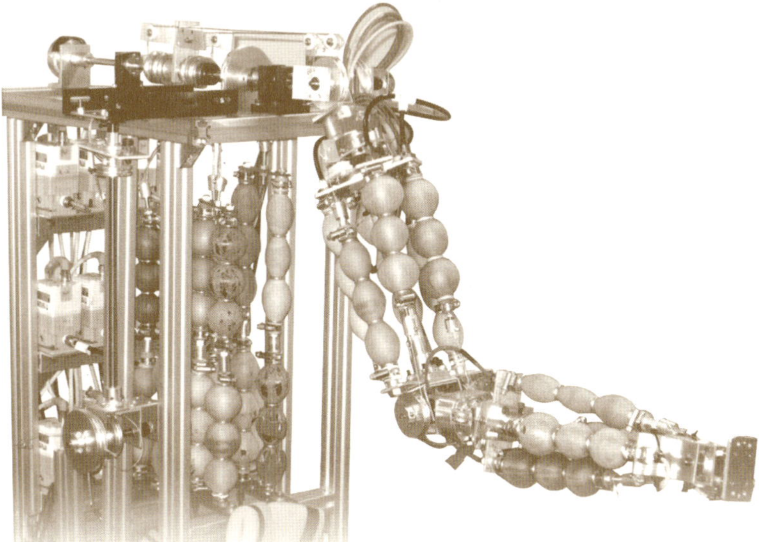

日刊工業新聞社

はじめに

人工筋肉とは、生体筋肉の組織や性質を模倣することを目指して開発されているアクチュエータ（駆動装置）の一種である。もっと具体的に言い換えると、人間の筋肉のように「軽く」、「力強く」、「柔らかい」性質をもったアクチュエータのことをさす。この3つの性質を同時に満たすのは、そう簡単なことではなく、現在も多くの研究者がしのぎを削って開発にいそしんでいる。人工筋肉の研究領域は、化学、機械、電気、制御、生命科学と多岐にわたり、様々なアプローチでの開発が進められている。本書は、特に実用化に向けての最終段階である「メカトロニクス」という観点から人工筋肉の世界を覗いてみることとする。

人工筋肉のようなアクチュエータが求められるようになった背景について説明しよう。

従来からあるモータや油圧システムなどに代表されるアクチュエータは、岩石を砕くような大きな力を出力したり、ナノメートル単位の位置精度で制御したりするなど、人間にできない作業を実現することが主な役割であった。これらのアクチュエータの多くは重厚長大で剛性が高い。一方、近年、メカトロニクス分野における人間との協調作業や生物模倣（バイオミメティクス）の分野において、従来とは違う性質をもったアクチュエータの存在が求められている。たとえば、リハビリテーションデバイスやパワーアシストなどの人間の筋肉活動を補助するような装置や、昆虫型マイクロロボットや飛翔ロボットなどの小型移動ロボットがこれにあたる。これらのシステムは、多少の位置決め精度を犠牲にしても、軽くて柔らかい特性をもった生体の筋肉のような機能が必要となる。このような機能を目標として、人工筋肉の開発が盛んに行われるようになった。

現在は生体筋肉の代替のみならず、工場の生産ラインや医療用デバイス、精密機器など様々なフィールドで人工筋肉の利用が期待されている。この意味で人工筋肉の応用は、イノベーティブな産業に“柔軟に”対応しながら今後ますます広がっていくであろう。人工筋肉は、ひょっとしたら未来を変えるかもしれない多くの可能性を秘めたアクチュエータなのである。

本書の構成を説明する。まず第1章にて、人工筋肉のお手本である生体の筋肉の駆動原理とその性質について概説する。次に第2章にて、メカトロニクス機器で用いられているアクチュエータの分類とモータ・油圧・空気圧などの一般的なアクチュエータの駆動原理とその評価について述べた後、アクチュエータとしての人工筋肉の定義について述べる。さらに第3章にて、空気圧ゴム人工筋肉について詳細に説明していく。次に第4章にて、高分子人工筋肉の分類と代表的な電気駆動系の高分子人工筋肉について説明し、第5章にて、形状記憶合金や静電アクチュエータなどのその他の駆動方式の人工筋肉について紹介する。最後に、人工筋肉の抱える課題と将来について著者の私見を述べる。

著者の浅学非才により、すべての人工筋肉を網羅できない箇所も散見されるが、本書を多くの技術者や大学院生、大学生に読んでいただき、人工筋肉に興味をもつきっかけになってくれれば幸いである。

2011年　晩秋

目　　次

第3章　空気圧ゴム人工筋肉

第4章　高分子人工筋肉

第1章

人間の筋肉の仕組み

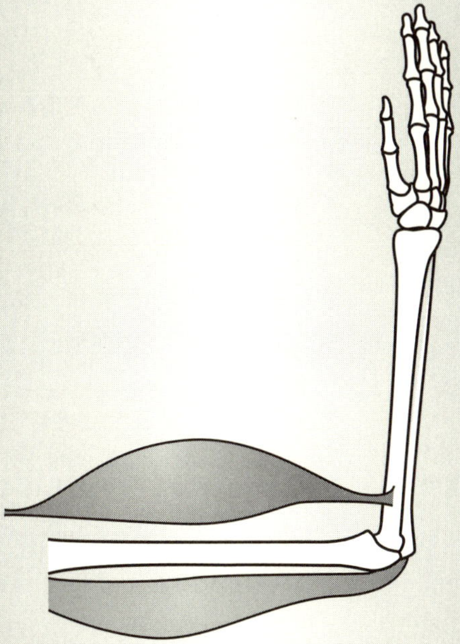

筋肉の種類

アクチュエータはメカトロニクスにおいて人間の筋肉に相当する機能である。現在まで様々なアクチュエータが提案されているが、人間をはじめとした生物の筋肉のように軽量・高出力で持続性の高いアクチュエータは開発されていない。この意味で生物の筋肉は、アクチュエータ開発におけるお手本といえる。本章では、そのお手本である人間の筋肉の構造と駆動メカニズムについてミクロおよびマクロ的な視点から解説していく。

人間の筋肉は、人間の体重全体の約 40 %を占めているといわれている。この筋肉は主に**横紋筋**、**心筋**、**平滑筋**に分別することができる。

横紋筋は、一般的にいわれている「筋肉」の代名詞であり、**骨格筋**とも呼ばれている。例えば、腕部の上腕二等筋などのように骨格や腱に付着し、自分の意志で動かすことのできる筋肉である。

また、**心筋**は心臓の筋肉である。心臓部は血液を循環させるためのポンプの役割を担っていることから、人間の筋肉の中でも大きい出力をもった筋肉である。横紋筋の一種であるが、定期的に挙動し自分の意志で動かすことができない。

さらに、**平滑筋**は内臓を形作る筋肉である。例えば、食道や腸などは**蠕動運動**という運動によって食塊を運搬している。この運動は、環状筋と縦走筋いう 2 種類の平滑筋によって収縮・伸張を繰り返すことによって発生することができる。

この 3 種類の筋肉の中で、前述の横紋筋は自分の意志で動かすことができるが、心筋と平滑筋は自律神経に支配されているため自分の意志で動かすことはできない。したがって、今後の筋肉の説明は横紋筋について説明していく。

筋肉の構造

それでは、筋肉がどのような要素で構成されているか考えてみよう。

図 1.1 に筋肉の構造を示す[1)]。この図のように筋肉は多数の**筋束**の間に動脈と静脈が張りめぐらされた構造となっている。それぞれの血管は筋束の中に入り込み、収縮に必要な栄養や酸素のやり取りを行っている。この筋束は多数の**筋繊維**で構成されており、さらに筋繊維は多数の**筋原繊維**から成り立っている。つまり筋肉は、この筋原繊維の集合体であることがわかる。

なお、筋原繊維はナノオーダー単位の非常に細い繊維である。この繊維は細胞の集まりであり、この繊維が伸縮することで全体の筋肉が駆動する。

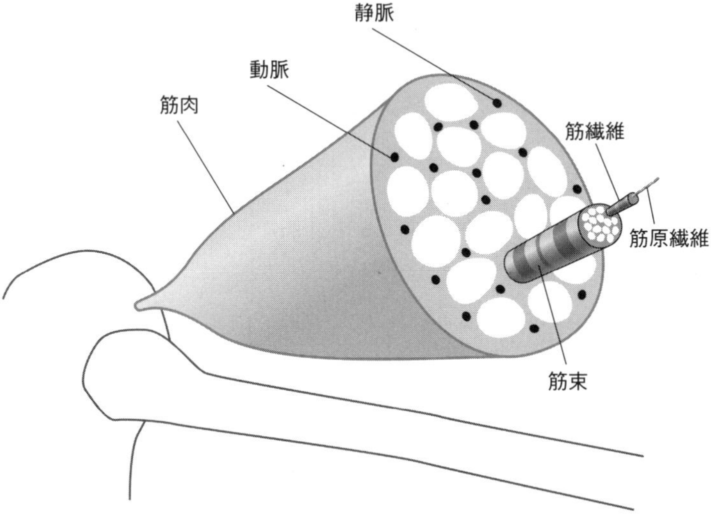

図 1.1　筋肉の構成要素

人間の筋肉はなぜ動くのか？

（1）筋肉は収縮しかしない

油圧や空気圧のシリンダなどをはじめとした一般的な直動アクチュエータは収縮と伸張を行うことができるが、人間の筋肉は収縮のみしかを出力することができない。したがって、腕などの屈曲や伸展は、**図 1.2** に示すように 1 つの関節を挟んで 2 つの筋肉を拮抗させることによって運動している。この拮抗配置により、人間の腕の関節は角度と剛性を変化させることができる。

（2）筋原繊維の構造

それでは、人間の筋肉はどのように収縮するのかについて詳しく説明していく。

前述の筋原繊維を拡大したものを**図 1.3** に示す。この図より、筋原繊維は**ミオシンフィラメント**と**アクチンフィラメント**と **Z 膜**からなっている[1)]。アクチンフィラメントは Z 膜によって束ねられており、アクチンフィラメントの間にミオシンフィラメントが挟まれるようにして配置されている。この長さは約 2～3μm と非常に小さい。さらに、Z 膜を介してこの配置が直列につながった構造となっている。

（3）筋原繊維の収縮メカニズム

図 1.4 に筋原繊維を拡大した図を示す。ミオシンフィラメントとアクチンフィラメントは**ミオシン分子頭部モータドメイン**という分子モータによってつながっている。筋原繊維の収縮は、このアクチンフィラメントの間にミオシンフェラメントが入り込むことによって収縮する。

では、どのようにしてミオシンフィラメントは入り込んでいくのだろうか？

図 1.5 は、さらにこの構造を拡大した図である。この図より、ミオシン分子頭部モータドメイン（以下：ミオシン分子モータ）は、ミオシン側に回転中心をもつアームのような機能を 50nm ごとに配置していることが分かる。ここ

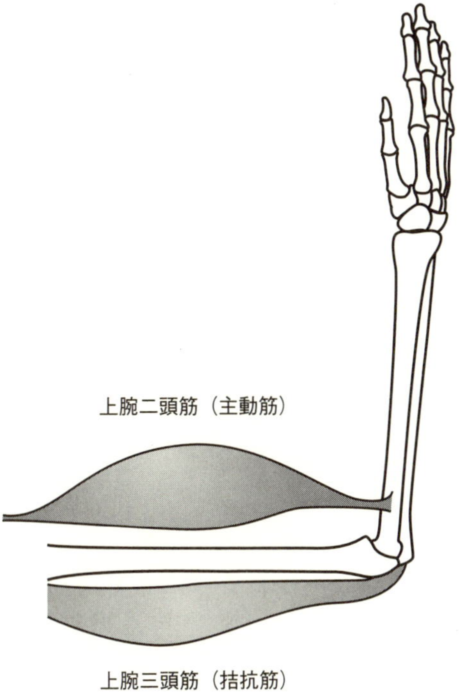

図 1.2　筋肉の拮抗配置

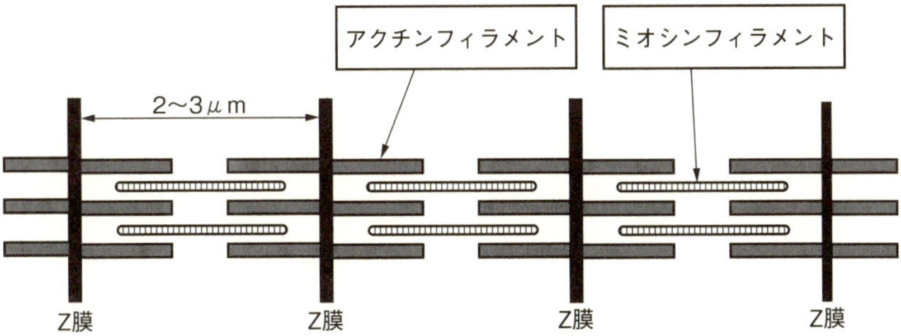

図 1.3　筋原繊維の構成要素

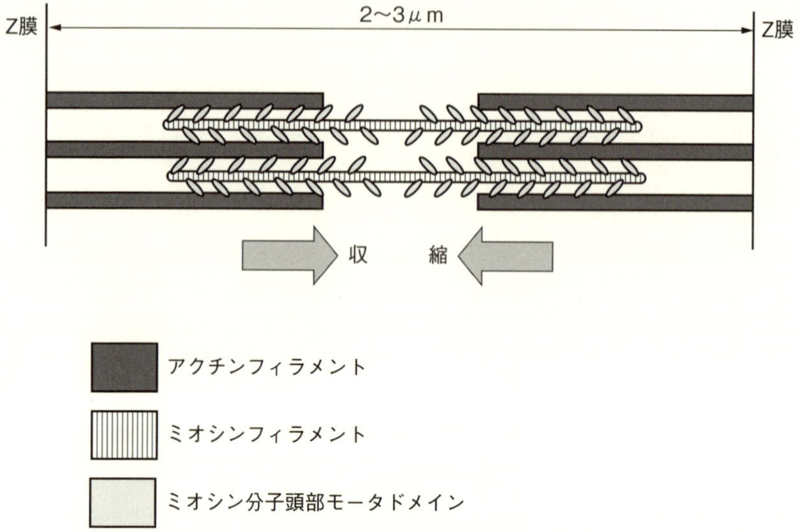

図 1.4　筋原繊維の構造

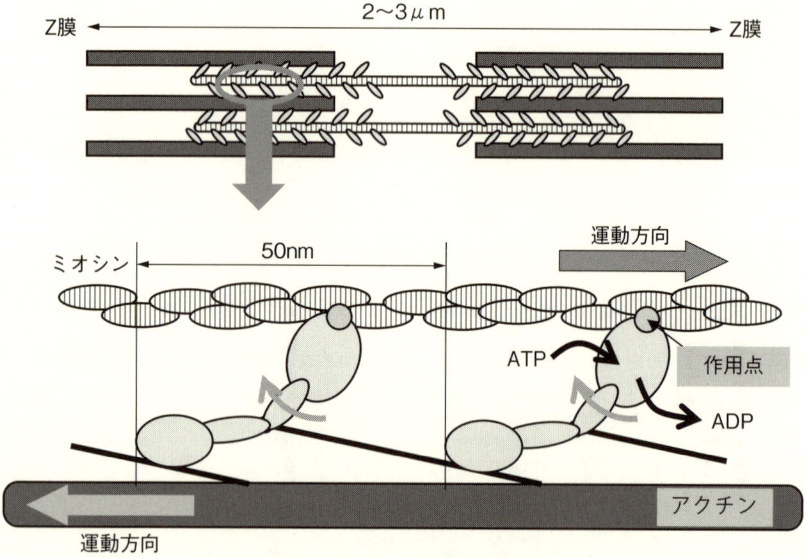

図 1.5　筋原繊維の動作原理

で、ミオシン分子モータが回転運動をするとき、動脈の血中から得られたATPを取り込み、静脈へADPを吐き出す。

さて、このアームはアクチンフィラメントに結合されている。ミオシン分子モータが回転すると、アクチンが移動する。さらに、ミオシン分子モータが限界の回転角度に達すると、いったんアクチンフィラメントとの結合を解き、次のアクチンフィラメントと結合することにより次々にアクチンフィラメントを動かしていく。この動作の繰り返しによりミオシンフィラメントはアクチンフィラメントの中に滑るように入り込んでいき、筋肉の収縮が生じる。

（4）筋長と発生張力の関係

次に、筋長と発生張力（発生力）の関係を見てみよう。

図 1.6 に筋長と発生張力の関係を示す[1]。この図より、発生張力はミオシン分子モータがアクチンフィラメントにどれくらい接触しているかで決定される。

①「A」～「B」の状態

まず図中「A」の状態のときまでは、筋長が短いためアクチンフィラメントは左右で重なり合ってしまい、ミオシン分子モータと十分に活性することができない。しかし、「A」から「B」にかけて重なり合う部分が次第に少なくな

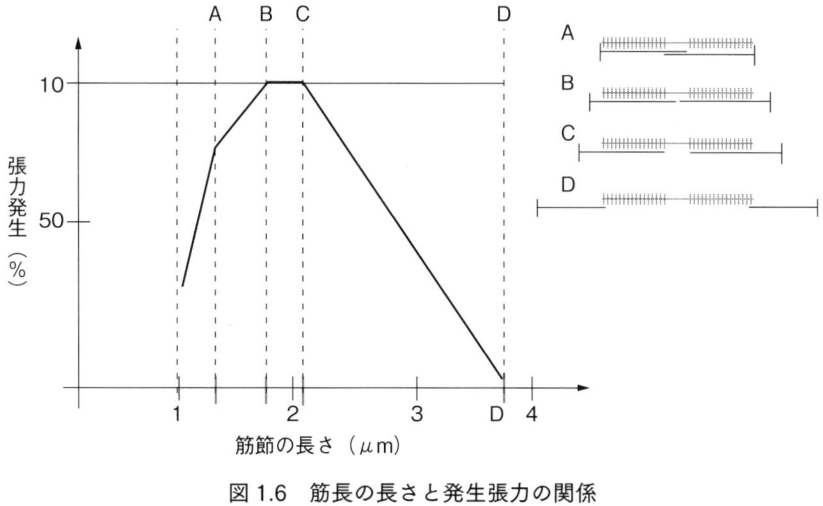

図 1.6　筋長の長さと発生張力の関係

るためミオシン分子モータとの活性が増えていくので、発生力は次第に大きくなっていく。

②「B」～「C」の状態

次に「B」から「C」の状態をみてみよう。この状態においてアクチンフィラメントは十分にミオシン分子モータと接触しているため、100 %活性した状態となる。したがって、発生張力は100 %周辺でほぼ横ばいの状態を維持する。

③「C」～「D」の状態

最後に「C」から「D」の状態は、次第に左右のアクチンフィラメントが離れていき、ミオシン分子モータとの接触領域が小さくなっていく。したがって、発生力はどんどん下がっていく。

筋肉の収縮様式とモデル化

筋肉の収縮には、**表 1.1** に示すようないくつかの様式がある[2]。

・等尺性収縮（アイソメトリック）：筋力（収縮力）と外力（反作用）が釣り合い、筋は筋長を変えずに収縮する様式。筋肉の静的な特性を評価することができる。

・等張性収縮（アイソトニック）：筋長が変化して外部に対して仕事を行う収縮。筋が能動的に収縮しながらプラスの動作を行う**短縮性収縮（コンセントリック）**と、筋が外力によって受動的に伸張しながらマイナスの動作を行う**伸張性収縮（エキセントリック）**がある。筋肉の動的な特性を把握することができる。

・等速性収縮（アイソキネティック）：筋長を一定速度で収縮させる様式。

ここでは、筋肉の特性を理解することにとって重要な「等尺性収縮と等張性収縮の収縮様式について考えていく。

表 1.1　筋の収縮様式

<table>
<tr><td>アイソメトリック</td><td colspan="3">等尺性収縮</td></tr>
<tr><td rowspan="2">アイソトニック</td><td rowspan="2">等張性収縮</td><td>コンセントリック</td><td>短縮性収縮</td></tr>
<tr><td>エキセントリック</td><td>伸張性収縮</td></tr>
<tr><td>アイソキネティック</td><td colspan="3">等速性収縮</td></tr>
</table>

1. 等尺性収縮

(1) 等尺性収縮の評価方法

等尺性収縮とは、上述のように筋力（収縮力）と外力が釣り合い筋長を変えずに収縮する様式である。

図 1.7 を見てほしい。この図は、人間の筋肉だけを取り出して等尺性収縮

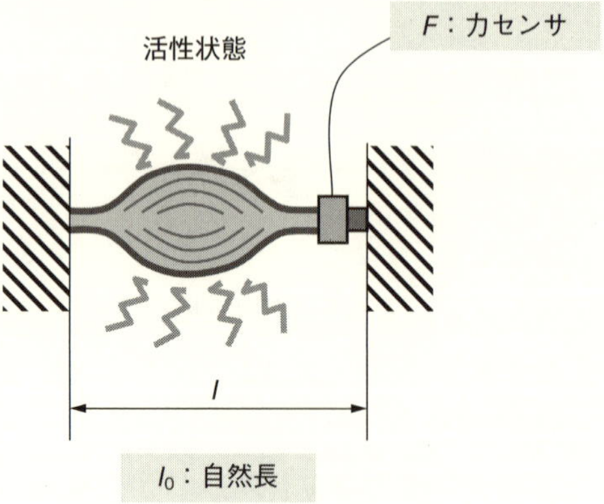

図 1.7　等尺性収縮

させたときの例を模式的に表した図である。

まず、筋肉を活性化させない状態で、かつ外部から何も力が加わっていない状態のときの筋長の長さを自然長 l_0 と定義する。次に、ある筋長 l の距離を固定した状態で筋肉を活性させて収縮させる。ここで、筋肉は固定された距離までは収縮するが、それ以上収縮することはない。このとき、筋力（収縮力）と外力が釣り合うこととなる。この状態を**等尺性収縮**と呼ぶ。等尺性収縮の評価は、筋肉の片端に設置された力センサによって、ある距離 l のときの筋肉の収縮力を計測することで得られる。

この収縮様式の特性を実際に計測するための方法の一例を**図 1.8** に示す。人間が実際に行う動作としては、図 1.8 のように壁に固定されたある棒を引張ったり（a)、押したり（b）するときに、実際目に見える挙動はないものの、固定された棒には内力が働いている。この内力を力センサで読み取ることで等尺性収縮の評価を行う。また、固定された棒の長さを変えることによって筋長を調節することができる。

（2）等尺性収縮の特性

それでは、上述の評価方法に従って等尺性収縮の特性について検討していく。**図 1.9** に自然長まで一般的な等尺性収縮の特性を示す。ここで横軸には、そ

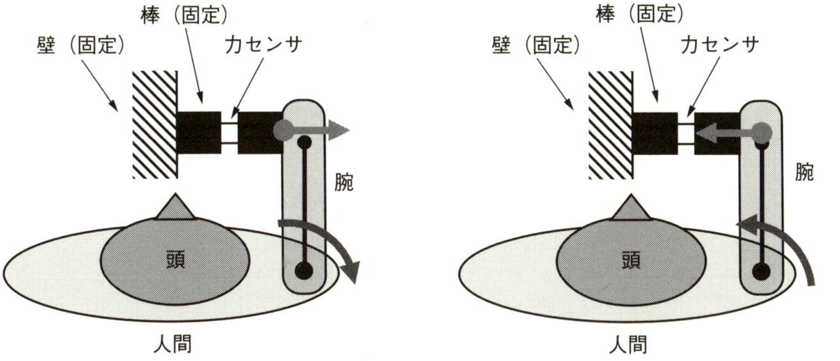

(a) 引張る場合　(b) 押す場合

図 1.8　等尺性収縮の計測方法

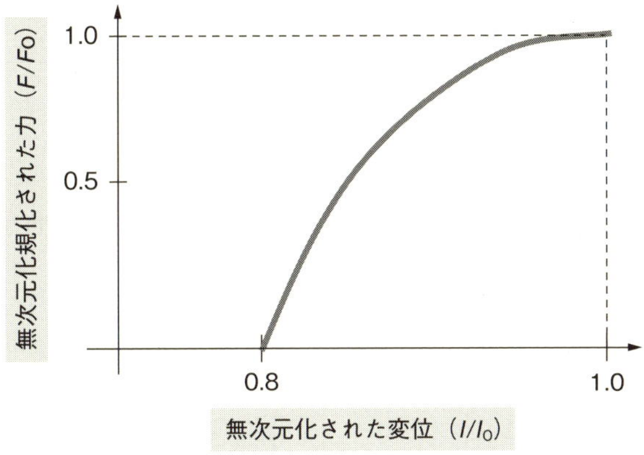

図 1.9　自然長までの等尺性収縮の特性

れぞれの筋長 l を自然長 l_0 で割った値（無次限化された変位）で、ある筋長 l 時に出力された力 F を自然長で計測された力 F_0 で割った値（無次元化された力）である。このグラフを見ると、最大収縮率が 20 %程度で、上に凸の 2 次関数のような形状で表されることが分かる。また、筋長が自然長のときに出力が最大になっている。これは、自然長の状態が図 1.6 の B〜C のようなミオシンフィラメントとアクチンフィラメントの配置になっていることが原因である。

それでは、筋長が自然長より長くなった場合、等尺性収縮はどのような特性を示すのだろうか？

図 1.10 に筋長が自然長より長くなった場合の特性を示す。この図から、自然長より大きくなると、その力がどんどん大きくなることが分かる。しかし、この力は、いわゆる収縮力とは違う。図中の破線より、筋肉による収縮力は自然長周辺の筋長をピークにしてどんどん下がっていく。これは、ミオシンフィラメントとアクチンフィラメントの関係を示した図 1.6 中の C〜D の挙動を見ても明らかである。

それでは、他にどのような力が加わっているのだろうか？　図中の点線に着目していただきたい。この線は、筋肉の端につながれている腱が伸びることによって得られる**張力**となる。つまり、筋長が自然長より長くなると、筋の収縮力と腱の張力との合力が筋の発生する力となるが、収縮力は次第に弱まり、腱の張力が支配的になることが分かる。

（3）等尺性収縮のモデル化

それでは、上述の特性から得られた知見より、等尺性収縮つまり筋肉の静特性に関するモデル化をしてみる。その前に、横紋筋（筋骨格筋）の構造をもう一度見てみよう。

図 1.11 に筋骨格筋の筋肉構造を示す。この筋肉は、骨と骨とにつながれた筋肉であり、筋頭から筋尾までの収縮部と両端の骨の間にはそれぞれ**起始**と**停止**という腱によってつながれている[2)]。

このような構造より、筋肉は**図 1.12** のようにモデル化することができる[3)]。まず、収縮部は、ミオシンフィラメントとアクチンフィラメントからなる収縮成分と、それらを結合した組織として**並列弾性成分**がある。これは筋肉の柔らかさを示している。さらに、腱による**直接弾性成分**が収縮部の両端に存在する。これらは、収縮成分が自然長より長くなった時点で機能する非線形な成分である。このような静力学的な筋肉もモデル化は他にもいくつか見られるが、このモデルが一番シンプルで直感的なモデルであるといえる。

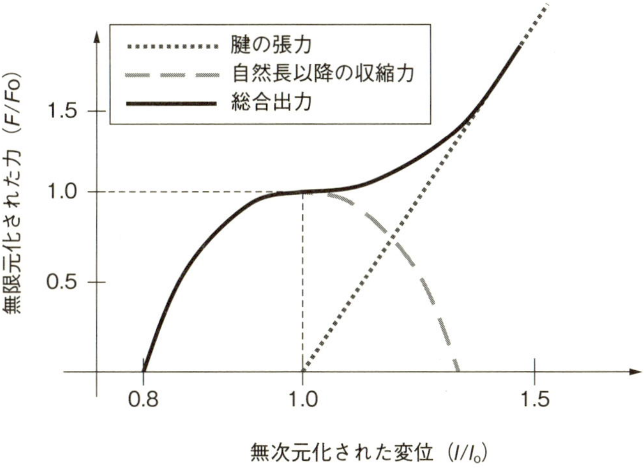

図 1.10　自然長以降の等尺性収縮の特性

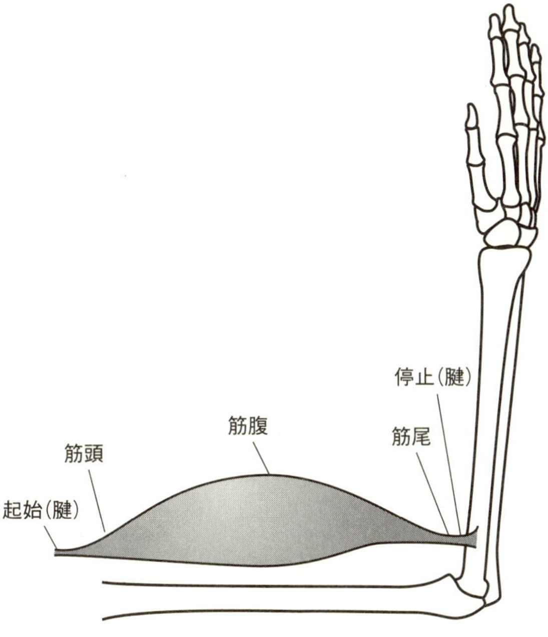

図 1.11　筋骨格の構造[2]

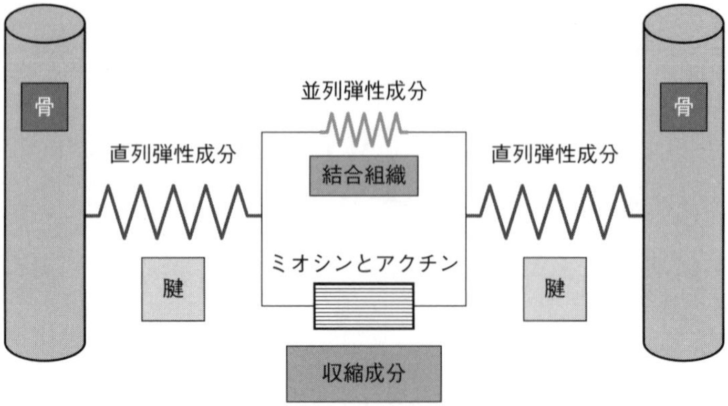

図 1.12　筋肉の静特性モデル[3)]

2. 等張性収縮

(1) 等張性収縮の評価方法

等張性収縮は、筋長が変化して外部に対して仕事を行う収縮であり、等尺性収縮よりも直感的で分かりやすい収縮様式である。

筋肉だけを取り出して模式的に表した等張性収縮の様子を**図 1.13** に示す。筋肉の一端を固定して、他端に負荷を印加した状態で収縮をさせて、そのときの速度（図中では変位センサを微分することが前提）と負荷の関係について評価をする。

この評価方法による実際の計測方法の一例を**図1.14**に示す。この図のように、ある一定の負荷に対してどれくらいの速度で動かしたかという計測を行う。つまり、与えた負荷とそのときの速度の関係について評価する。

ここで、図中の二重矢印のように、筋が負荷を引き上げるように能動的に収縮しながら動作を行う**短縮性収縮（コンセントリック）**と、点線の矢印のように筋が負荷（外力）によって受動的に伸張しながらの動作を行う**伸張性収縮（エキセントリック）**がある。例えば、ダンベル運動を考えてみると、ダンベルを持ち上げるときの動作は短縮性収縮となり，ダンベルゆっくり下ろしながら伸ばす動作は伸張性収縮である。今後は短縮性収縮について議論していく。

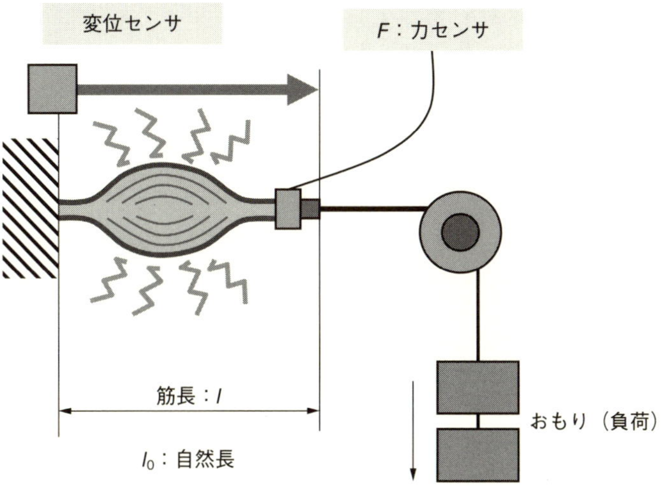

図 1.13　等張性収縮

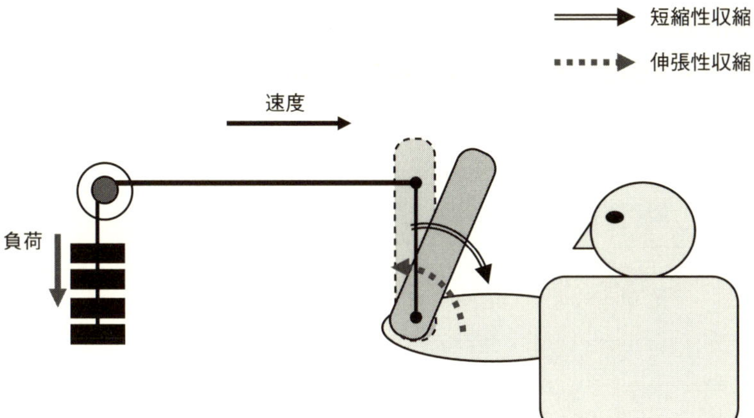

図 1.14　等張性収縮の計測方法

（2）等張性収縮の特性

等張性収縮の特性は、**図 1.15** に示すように横軸を速度、縦軸を印加した荷重としたとき、これらが反比例するような関係となる[3)]。つまり、速度がゼロのとき発生する力は最大となり、印加された荷重がゼロのとき速度が最大となる。これは、筋肉はゆっくり動かせば大きな力を得ることができるが、速い速度では十分な力が得られないということが分かる。また、筋肉の活性度が大きくなると、最大速度と最大荷重は大きくなる傾向にある。

（3）等張性収縮のモデル化（Hill モデル）

図 1.4.2.3 の図に対して、荷重と速度をそれぞれ最大荷重 F_m と最大速度 v_m で割り、それぞれのディメンジョンを無次限化すると**図 1.16** となる。無次限化することによって筋肉の活性度と関係のないグラフを得ることができる。

このグラフは **Hill の筋肉モデル**という 1930 年代に提案されたモデル式によって下記の反比例の式で表すことができる。

$$(F+a)(v+b)=P \qquad \cdots\cdots(1.1)$$

ここで、F は収縮力、v は収縮速度、a、b、P は定数である。

この式は、老若男女、筋肉が疲労に関係なく、常に一定の値をとることで知られている。

また、上記の定数を以下のように表現することができる。

$$C=\frac{a}{F_m}=\frac{b}{v_m}=\frac{ab}{P-ab} \qquad \cdots\cdots(1.2)$$

この C は定数であり、人間の場合、$C=0.25$[4)]程度といわれている。

参　考　文　献

1）山田茂、福永哲夫：筋骨格　運動による機能と形態の変化、NAP Limited
2）Thompson Floyd、中村千秋ら訳：身体運動の機能解剖、医道の日本社
3）広川俊二訳：バイオメカニクス工学―モデル化、シミュレーション、制御―、養賢堂、1991
4）Hill, A. V.: The heat of shortening and the dynamic constants of muscle, *Proceedings of Royal Society of London*, B.126、pp.136–195、1938

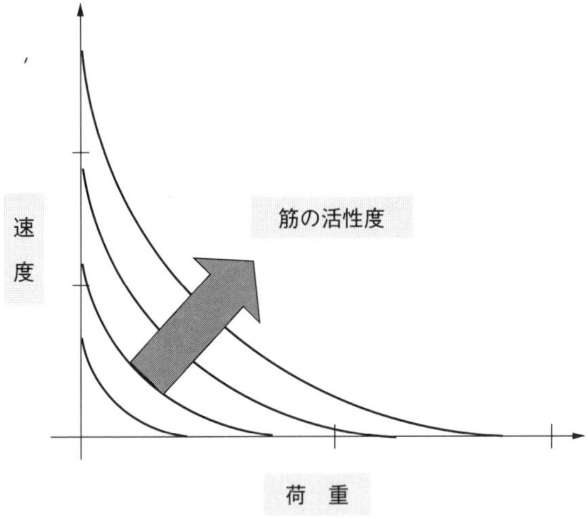

図 1.15 等張性収縮の特性[3)]

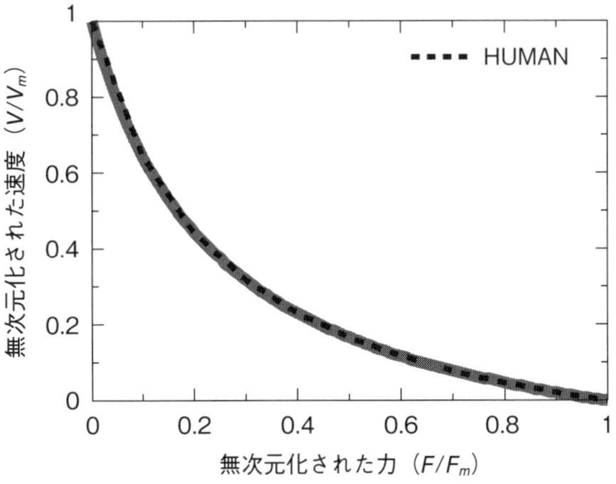

図 1.16 無次限化された等張性収縮のグラフ

第2章

アクチュエータとしての人工筋肉

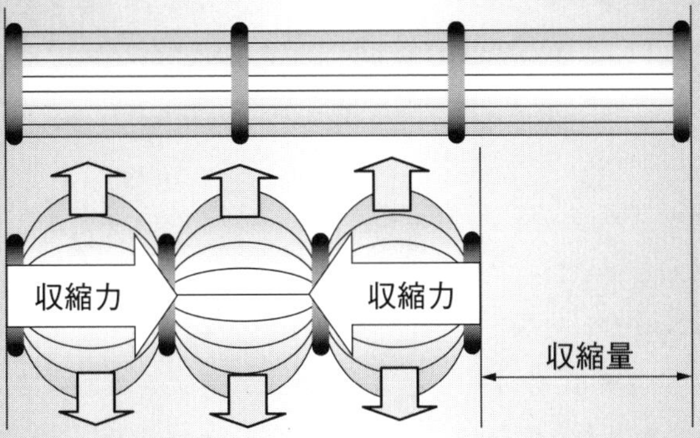

メカトロニクスとアクチュエータ

本章では、一般的なアクチュエータの紹介やアクチュエータの基本的な特性について紹介することで、ソフトアクチュエータとしての人工筋肉の定義および、その位置づけを明らかにするとともに、人工筋肉の評価や今後の人工筋肉がどのように開発されるべきかについて示唆していく。

現在、自動車やロボット、ビルのエレベータ、駅の自動改札機など、ありとあらゆる身近な機械は電気的な制御によって運動している。このように電気的な信号やパワーを使って機械的な運動をコントロールする装置を**メカトロニクス機器**という。メカトロニクス機器には、主に以下の4つの要素に分類される。

① **機構**

アクチュエータで得られた単純な運動パターン（例えば回転や直動運動）を、ある仕事をする目的のために、その仕事で実際に求められる運動パターン、力（またはトルク）、場所に変換し、出力する装置。例えば、**図 2.1** のようにモータの回転運動をスライダ－クランク機構を用いることで近楕円運動に変換している。この機能は、人間であれば骨格に相当する。**図 2.2** のような人間の腕は、機構的には7つの回転対偶とリンクに置き換えることができ、筋肉の直動運動を関節の回転運動に変換する機構として定義することができる。

② **アクチュエータ**

機構を動かすための装置であり、電気エネルギや流体エネルギなどの大きなエネルギを微弱な電気信号によって機械的な運動に変換する装置である。モータや油圧シリンダが一般的に用いられている。人間であれば筋肉に相当する。筋肉は骨格間に付着し、ATPなどの化学的なエネルギによって直動運動をしている。さらに脳からの電気信号によって収縮をコントロールする（**図 2.3**）。

③ **センサ**

機構の状態を計測する装置であり、機構による機械的な運動を電気的な信号

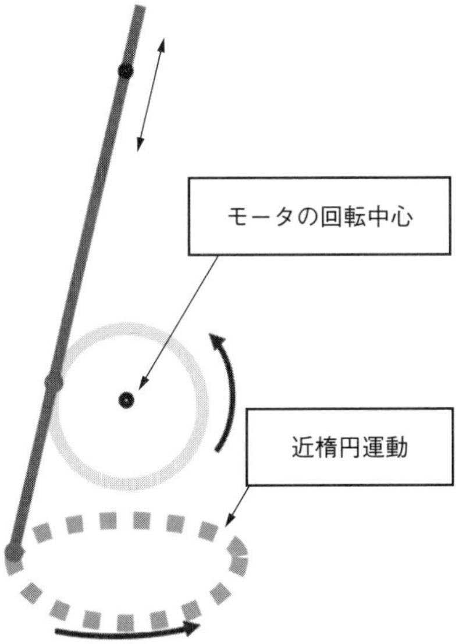

図 2.1　スライダ–クランク機構

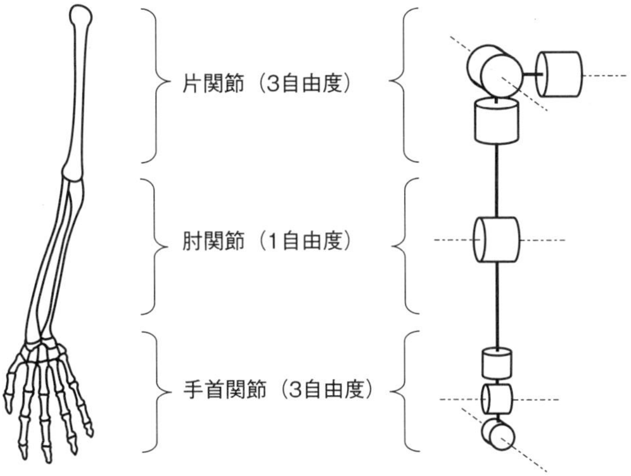

図 2.2　人間の腕の骨格と関節自由度

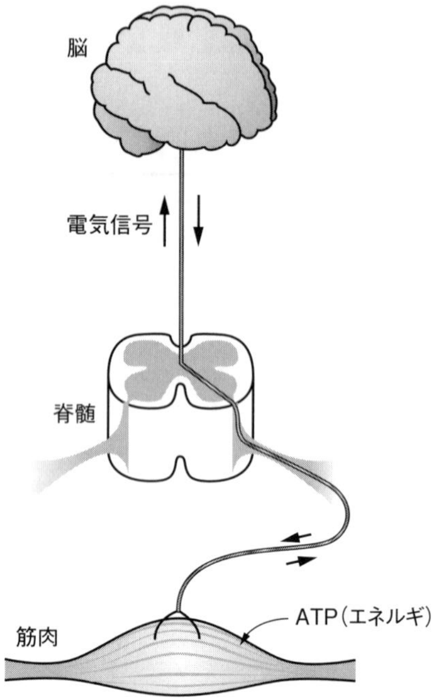

図 2.3　アクチュエータとしての人間の筋肉

に変換する装置である。例えば、回転運動であればエンコーダやポテンショメータ、直動運動ではレーザ変位センサなどがある。この機能は人間でいえば、視覚・味覚・触覚・聴覚・嗅覚の「五感」となる。これらは、それぞれの機構の状態を電気信号に変えて脳へと伝達する。

④ **コントローラ**

機構が望ましい状態になっているかどうか判断し制御を行う装置である。この装置は、センサから送られてきた電気信号と目標値を比較することによって、アクチュエータを動かすべく適切な信号を送る。例えば、パソコンやＨ８、PIC などのマイコンがこれらの役割をになう。人間で言うと脳がこれに相当し、視覚などの情報に基づいて筋肉に信号を与えて骨格を動かす。

なお、以上の①から④をまとめたものを**表 2.1** に示す。

表 2.1　メカトロニクスを構成する機能

機能の種類	変換する対象	具体例	人間にたとえると
機　構	機械的運動→機械的運動（運動パターン・場所・力）	歯車、ベルト、スライダ - クランクなど	骨格
アクチュエータ	電気的信号→機械的運動	モータ、油圧、空気圧	筋肉
センサ	機械的運動→電気的信号	ポテンショメータ、力センサ、エンコーダ	視覚・聴覚・触覚・嗅覚・味覚
コントローラ	電気的信号→電気的信号（制御信号の生成）	パソコン、マイコン	脳

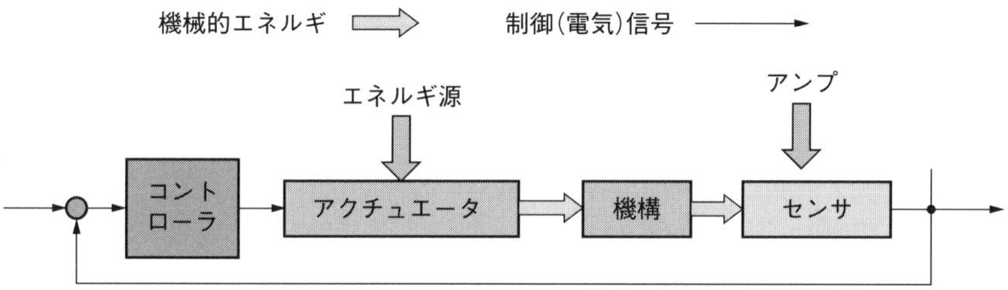

図 2.4　メカトロニクスと各機能の関係

これらの機能の結びつきを**図 2.4** に示す。この図より、アクチュエータは電気信号をパワー源により機械的運動に変換していることが分かる。したがって、アクチュエータはメカトロニクス機器の中核を担っており、重要な要素であることが分かる。次項では、このアクチュエータについて詳細に解説していく。

アクチュエータの分類と評価

アクチュエータを改めて定義すると、熱エネルギや電気エネルギなどのエネルギを機械的なエネルギ（変位、速度、力など）に変換する装置である。日本語では**駆動装置**と呼ばれる。本項では、まずアクチュエータの分類を大まかに行い、その特徴についての概略を述べる。その後、アクチュエータ一般に求められるべき特性について紹介する。

このようなアクチュエータに関する一般的な特性や評価を知ることで、ソフトアクチュエータとしての人工筋肉の評価や現状のアクチュエータとの比較、また今後開発するべき方向性を見出すことができる。

1. アクチュエータの分類

アクチュエータは、運動機構と動力源でそれぞれ分類することができる。運動機構として、**回転型**、**直動型**、**揺動型**に分類され、動力源として、**電磁式**、**油圧式**、**空気圧式**が一般に使用されている。

図 2.5 に一般的に使用されているアクチュエータの分類図を示す。本項では、これらのアクチュエータのいくつかについて紹介していく。なお、上述の駆動原理以外のアクチュエータに関しては、4 章、5 章にて説明する。この図より、本書でテーマにしている**人工筋肉**は、主に**空気圧駆動方式**と**電気駆動方式**の 2 種類がある。それぞれ直動収縮運動が得意なものと、屈曲運動が得意なものが存在する。

まず、運動機構の違いについては、制御対象となる機構の運動パターンや大きさに依存する。もし使用する機構がロボットアームであれば、一般的なロボットアームは回転関節とリンクで構成されているため、回転型のアクチュエータを関節に用いることが望ましい。また、押出成形機であれば、直動型のアクチュエータを用いたほうがよいであろう。しかし、これらの適用例はあくまで

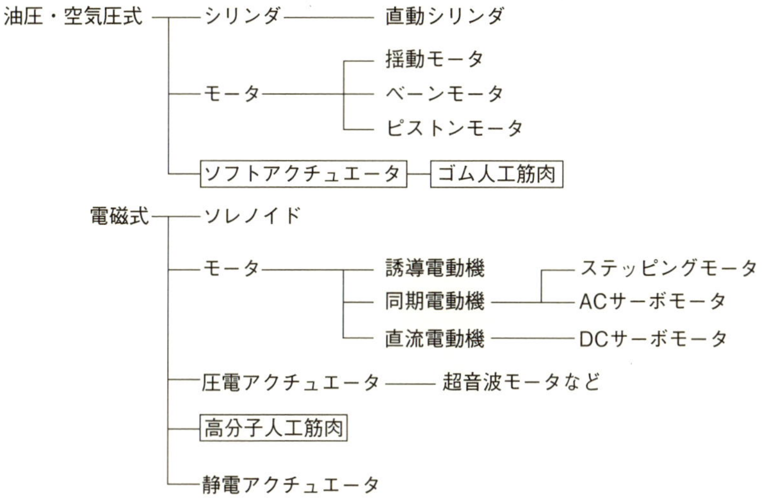

図 2.5　アクチュエータの分類

も後述の動力源などの条件や大きさなどがマッチしたときに有効であり、制御対象の機構の運動パターンとして直動がほしいのに、ある制約により回転型の電動モータしか使用できない場合、ボールねじ機構やスライダ－クランク機構など、回転運動を直動運動に変換する機構を用いるなどの工夫が必要となる。

一方、動力源の違いについては、それぞれの動力源の長所、短所を把握した上で、どのような動力源を使用するかを決定する必要がある。ここでアクチュエータの動力源を決定するためのチェックすべき事項としては、出力（力・速度)、大きさ、使用環境、コストがある。例えば宇宙環境であれば油圧や空気圧を使用することは制限され、電動による動力源が選択される。また同じ電動機でも、太陽光などの電力源の確保の観点から直流の電動モータが好ましく、さらに通常の直流モータにおいても、火花などのスパークがないブラシレスモータが好まれる。また建設機械であれば、ショベルカーなどの機構はロボットマニピュレータとの共通点が多く、運動パターンとしては回転型のアクチュエータがふさわしいが、電動機では要求仕様に耐えるほどの出力が得られないため、直動の油圧シリンダを使用し、機構を工夫して各軸の回転トルクを得ている。

2. 代表的なアクチュエータ

次に代表的なアクチュエータの概要とその構造について簡単に紹介していく。

2.1　電磁式アクチュエータ

（1）直動型

電磁式直動型アクチュエータとして代表的なものが**ソレノイド**である。ソレノイドは、交流または直流の磁励コイルに通電し、可動鉄心（プランジャ）を動かすことにより電磁エネルギを機械的な直進運動に変換する装置である。

図 2.6 にソレノイドの構造を示す。図に示すように、コイルに電流が印加されると磁界が発生し、鉄心が引き付けられて直進運動を行う。可動鉄心の変位がコイルから離れれば離れるほど急激に吸引力が下がっていくので、可動範囲の小さい用途に使用されることが多い。しかし、ソレノイドは構造が簡単であり耐久性が高いことなどから、油圧用の電磁切替弁や自動車の燃料噴射弁などの重要な部品に使用されている。

また、そのほかに電磁力を用いた直動型としてリニアモータなどがあるが詳細は割愛したい。

（2）　回転型

電磁式の回転型アクチュエータは多くの構造が提案されている。代表的なアクチュエータとして、サーボモータとステッピングモータがある。ここでは、サーボモータについて簡単紹介する。

サーボモータには**直流式**と**交流式**が存在する。直流式サーボモータの構造を**図 2.7** に示す[1)]。図に示すように直流式モータは、磁石、コイル、整流子、ブラシからなる。

直流式モータは以下の手順によって回転運動が生じる。

① 磁石中に配置されたコイルに、磁石による磁界とコイルの電流によって電磁力（フレミング左手の法則）が生じる。

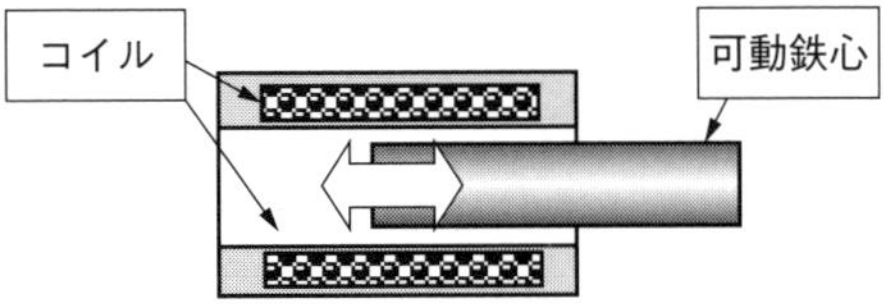

図 2.6　ソレノイドの構造

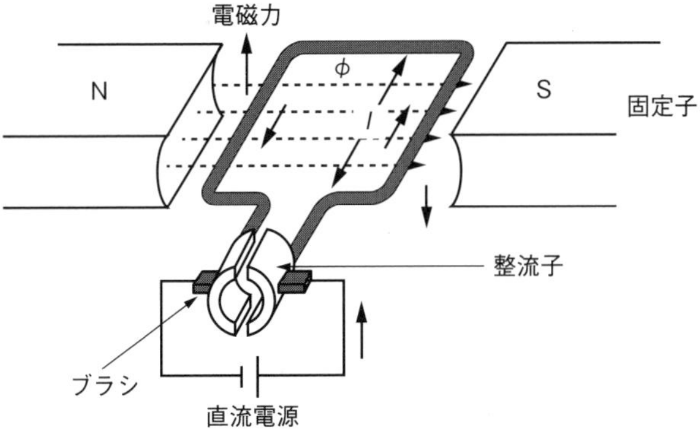

図 2.7　直流式モータの構造[1]

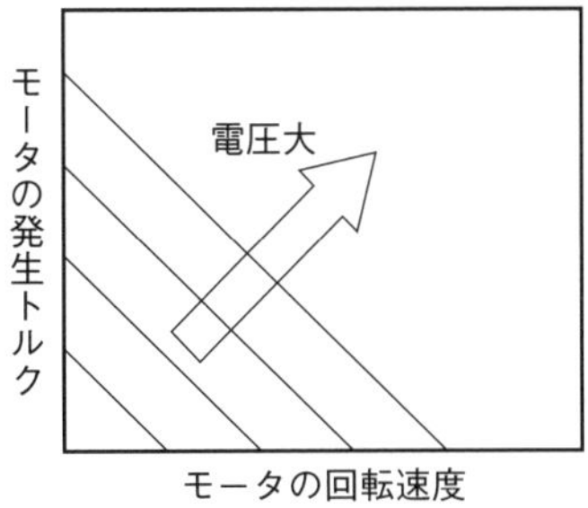

図 2.8　直流式モータのトルク—回転速度特性

② コイルは回転軸を中心に回転トルクが生じる。

③ 整流子とブラシによって電流の向きが切り替わる。磁界の向きは一定であるためトルクは一方向にかかり続け、連続した回転トルクを得ることができる。

この直流式サーボモータは、コイルに流れる電流の大きさによって発生トルクが変化する。**図 2.8** に電圧をパラメータとしたトルク－回転速度特性を示す。図に示すように、回転数がゼロのとき、トルクは最大値をとり、その後、回転数の増大とともに発生トルクは直線的に減少する。他のアクチュエータに比べて線形性が高く、パソコンで制御しやすい。しかし、上述のように負荷の影響が受けやすく油圧ほどの大出力を出すことができない。したがって、歯車などの減速器を搭載して低速大トルクが得られるような系が必要となる。

この直流式モータの適用例は広く知られているところだが、主に電池を含めたバッテリーなどを使用するような環境において使用されることが多い。また、この種類はブラシレスモータなど様々な構造が提案されている。

また、交流式モータについても簡単に触れておく。交流式サーボモータは、界磁を 3 相交流の各相のグループに分け、全体の周波数を変えることによって回転数を変更している。直流式サーボモータに比べて大きな出力を得ることができることから、産業用ロボットやエレベータなど大きな出力が必要なアクチュエータとして使用されることが多い。

それぞれのモータには必ずドライバが必要であり、得られた制御入力と電源入力よりモータに適切な信号とパワーを入力する。特にブラシレスモータや交流モータにはこのドライバが重要な役割を果たす。

2.2　流体駆動式アクチュエータ

流体エネルギを機械的なエネルギに変換して駆動するアクチュエータについて紹介する。この**流体駆動式アクチュエータ**には主に**油圧式**と**空気圧式**がある。これらは、後述するようにシステムに若干の違いがあるものの、各要素の構造はほぼ同じと考えてよい。ちなみに、後述するゴム人工筋肉は、この流体駆動式（主に空気圧駆動）によって駆動している。ここでは、油圧を例に挙げて説明していく。

（1）駆動原理

流体駆動式アクチュエータは、**パスカルの原理**に基づいて駆動されている。パスカルの原理とは、「密閉容器中の流体は、その容器の形に関係なく、ある

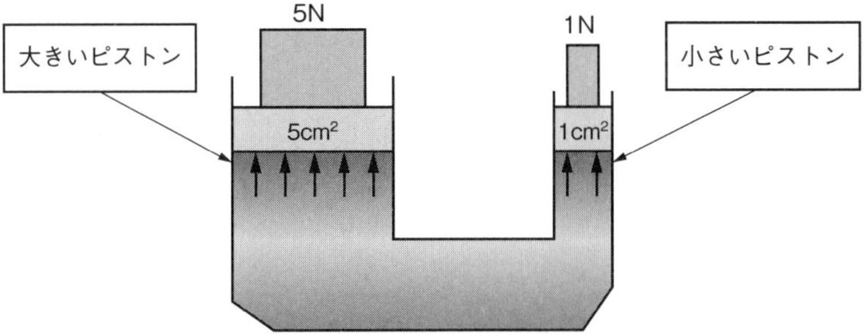

図 2.9　2 つのピストン（パスカルの原理）

一点に受けた単位面積当たりの圧力をそのままの強さで流体の他のすべての部分に伝える。」という原理である。

図 2.9 にパスカルの原理でよく用いられるシリンダを示す。この図より、液体で密封された 2 つの面積の違うピストンが底でつながっているとする。このとき、以下の現象が生じる

① 面積の小さいほうのピストンに押し下げるように力を加えると、加えた力をそのピストンの面積で割った圧力が発生する。

② パスカルの原理より、すべての壁面に等しい圧力が印加されるため、面積の大きいほうのピストンにもその圧力は例外なく印加され、ピストンを押し上げるような力が発生する。

③ このとき、液体がピストンを押す力は圧力と面積の積であるため、小さいほうのピストンに加えた力よりも大きな力で押し上げることができる。

具体的には、小さいほうのピストンの面積を $1cm^2$ とし、大きいほうのピストンの面積を $5cm^2$ とする。小さいほうのピストンに 1N（約 0.1kg 重）の力を印加すると、大きいほうのピストンは 5N（約 0.5kg 重）の力を加えることで互いのピストンを釣り合わせることができる。

したがって、小さいほうのピストンをポンプ側などの圧力発生源とし、大きいほうのピストンをシリンダなどの出力側とすれば、小さな圧力で大きな出力を得ることができる。

(2) 構成要素

流体駆動型のアクチュエータは、以下の要素によって構成されている。

・圧力源

油圧の場合は**ポンプ**、空気圧の場合は**コンプレッサ**と呼ぶことが多い。モータやその他のエネルギ源を利用することによって流体に圧力を生じさせる。また、油圧の場合、油圧を貯蔵するタンクと一体型になっていることが多い。圧力源から安定的かつ安全に圧力を供給するため、リリーフ弁や安全弁を取り付けることが多い。

・弁

発生した圧力や流量を調整したり制御したりする要素である。また方向を切り替えることもできる。手動式と、ソレノイドによる電磁式がある。特に圧力や流量を指令信号によって連続的に変化させることができる弁を**比例電磁弁**（**比例弁**）という。**図 2.10** に油圧で用いるスプール型の流量制御弁を示す。ポンプから送り込まれる流体をソレノイドとばねの釣り合いによって制御する。なお、空気圧の場合は、**電空比例弁**と称されることが多い。

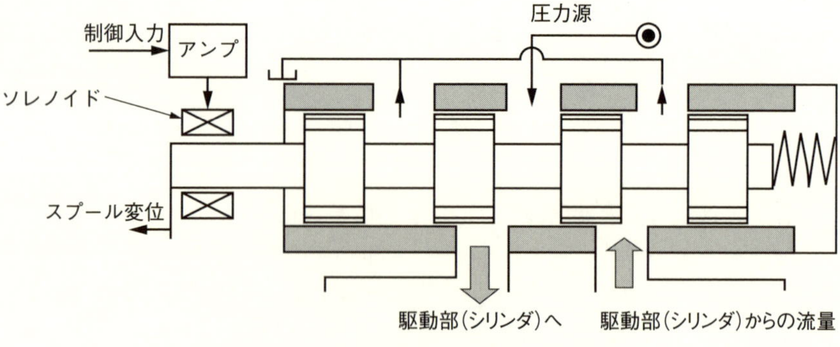

図 2.10　油圧の流量比例電磁弁の構造

・駆動部

直動型の場合は主に**シリンダ**（**図 2.11**）が用いられる。また、回転系の場合はモータが用いられる。この部分にゴム人工筋肉を用いると、第3章で後述

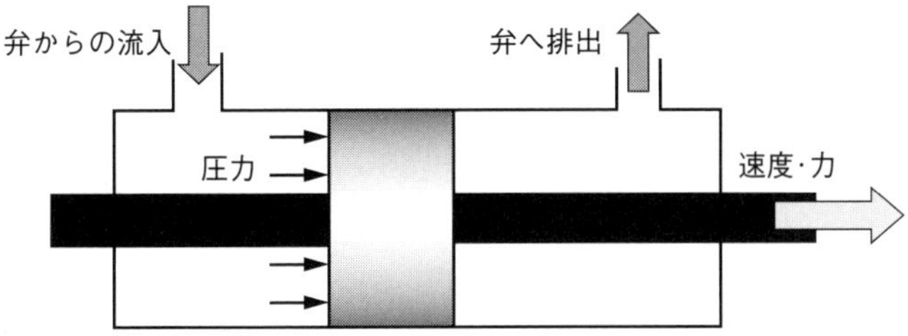

図 2.11　シリンダの構造

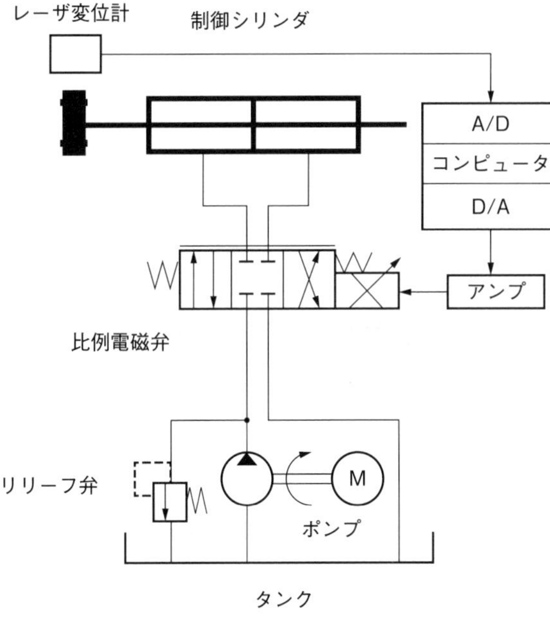

図 2.12　油圧シリンダの構成要素

する空気圧ゴム人工筋肉といったソフトアクチュエータが構成される。一例として、**図 2.12** に油圧駆動の比例電磁弁－シリンダ系のシステムを示す。ポンプによって駆動された圧力を比例電磁弁によって流量を調整しシリンダの位置を制御するシステムである。各要素は JIS 規格によって表現が統一されており、回路は用途によって様々な組合せが存在する。

また、流体駆動方式の一般的な制御方式を**図 2.13** に示す。まず、モータにより電気エネルギ流体エネルギに変換し、これをパスカルの原理によって機械的な運動に変換することで動力を得る。前述したように、ゴム人工筋肉は流体駆動（空気圧が主）であるため、駆動部のアクチュエータにゴム人工筋肉を用いることで人工筋肉を駆動させることができる。

(3) 特徴と応用例

流体駆動式アクチュエータの特徴と応用例は作動流体（油圧と空気圧）で大きく違ってくる。したがって、これらを別々に議論していく。

・油圧系

他のアクチュエータの駆動方式に比べてダントツでパワー密度（後述）が高い。したがって、モータのように減速器などを使用しなくても小型で大きな出力を得ることができる。また、シリンダをはじめとした直動駆動が得意である。さらに、剛性が非常に大きく、位置制御性能が高い。一方、油を用いるため対環境性が悪く、作動油は燃える危険性があるため高温環境下での使用はできない。また、油圧ポンプやタンクなどの設備が大きく、場所をとってしまう。応用例としては、押出成形機やショベルカーなどの建設機械などの大型機械やトンネル掘削などの鉱業関連の装置に用いられることが多い。近年はモータの改良により自動車分野での適用にはかげりが見えるが、このような大きな出力の領域はモータや空気圧などの他の駆動方式を寄せ付けないほどであり、まだまだ利用する分野は存在する。

・空気圧系

空気圧系は作動流体が空気であるため比較的安価であり、環境にやさしい。また、空気の圧縮性を考慮した柔らかい制御が得意な反面、位置決め制御が困難であり、騒音がうるさくエネルギ効率が悪いといった欠点もある。応用分野としては、清潔であることから食品系の工場で用いられていることが多い。また、柔らかさを利用して電車やバスのドアの駆動にもかつて使われていた（現在は電気駆動が多くなってきている）。近年では、空気圧ゴム人工筋肉の出現により人間親和型の駆動装置としての価値が見直されてきている。

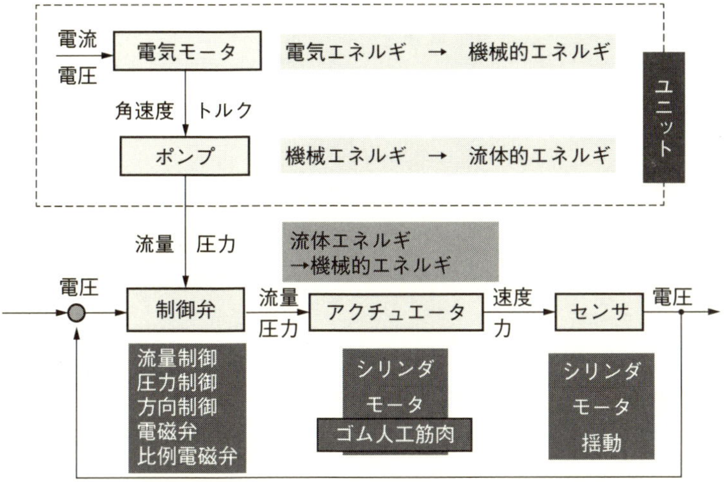

図 2.13　流体駆動システムの制御系の構成

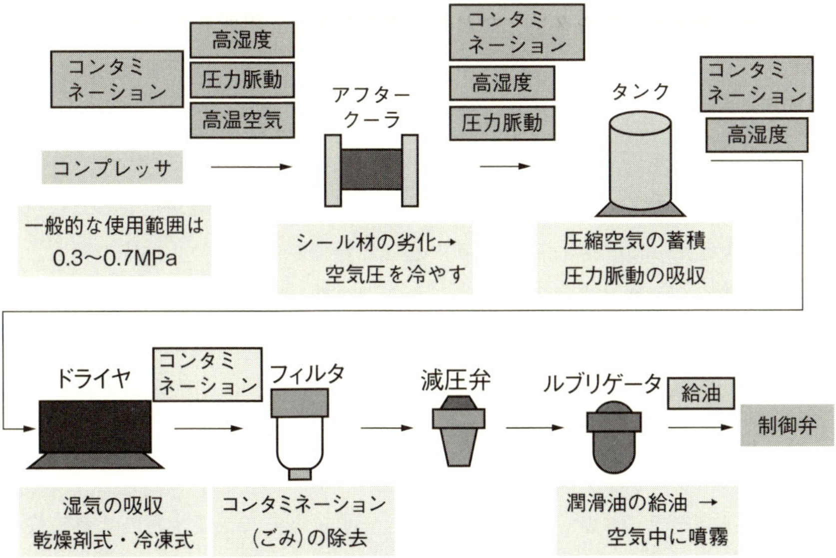

図 2.14　空気圧システムの構成要素[1)]

ちなみに、空気圧システムは安定した空気を駆動部（シリンダなど）に送るため、**図2.14**のような様々な装置を用いて圧縮空気の様々な要素（高湿度、圧力脈動、コンタミネーション、高温空気）を取り除いて駆動する必要[1]がある。

3. アクチュエータの選定に必要な特性[1]

上記のようなアクチュエータの選定するために必要な性能評価について検討していく。

アクチュエータの選定にあたり、最初にクリヤすべき問題は、**安全性**、**耐環境性**、**保守性**の3点である。アクチュエータは安全に取り扱えることが必要であり、人間への害を及ぼすような動力源であってはならず、その挙動も安定的であることが望まれる。また、前述したように使用環境をよく考慮して選択されるべきである。また、永続的に使用することを鑑みると保守性も重要な要素である。

アクチュエータのハード的な要素にかかわる特性としては、**操作性**、**効率**、**信頼性**が挙げられる。これらは、アクチュエータの日々の開発によって改善することができる要素である。人工筋肉などの比較的新しいアクチュエータを開発するに当たって、これらの3点に着目していくことで汎用アクチュエータとして広く用いられることができる。例えば、**操作性**は、人間が指定した目標値どおりに安定的にかつすばやく駆動することができるかという指標であり、**効率**は動力源に対してエネルギの損失をなるべく小さくすることで省エネルギ化を図ることである。また、**信頼性**は、故障や製品のばらつきが少なく、定格通りの出力を安定的に出力することである。

4. 定常特性と動特性

アクチュエータの性能を直接左右する評価項目として、**定常特性**と**動特性**を挙げておく。これらは上記と比べて、ソフトウェアで解決することができる可能性が大きく、そのためにはアクチュエータのモデル化やフィードバック制御

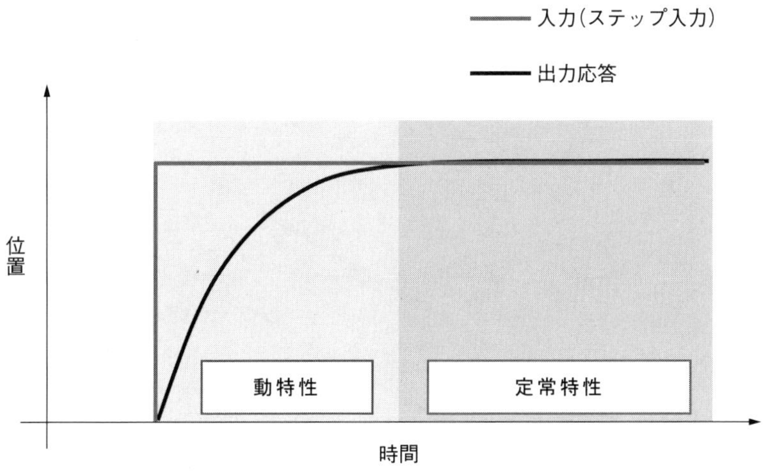

図 2.15　定常特性と動特性の概念

系の適用が必要となる。

図 2.15 に定常特性と動特性の概念を示す。図のようにアクチュエータにステップ入力を印加した場合の応答を見てみよう。

まず、**定常特性**は、図の右側方面に現れているように、アクチュエータがある平衡状態に至るときの特性である。これは、それぞれの入力値のゲインに対する定常状態の値をプロットすることで、時間軸によらないアクチュエータの静特性を得ることができる。

この入力と出力の関係が線形であれば、操作者は入力した値の通り出力が予定調和的に出力されるため、制御系も設計しやすく、操作性も向上する。しかし、この関係が非線形であれば、操作者の入力に対して、操作者の予想を大きく超えたり、下回ったりするような値が出力されて非常に制御しにくい（**図 2.16**）。

よく目にする非線形要素として、入力の増加に対して出力の増加が小さくなっていく**飽和関数**や、原点付近で入力に対する出力が検出されない領域が存在する**不感帯**などがある。実は、現存するアクチュエータはほとんど非線形性を有している。したがって、モデル化する際はテイラー展開を用いて平衡点（原

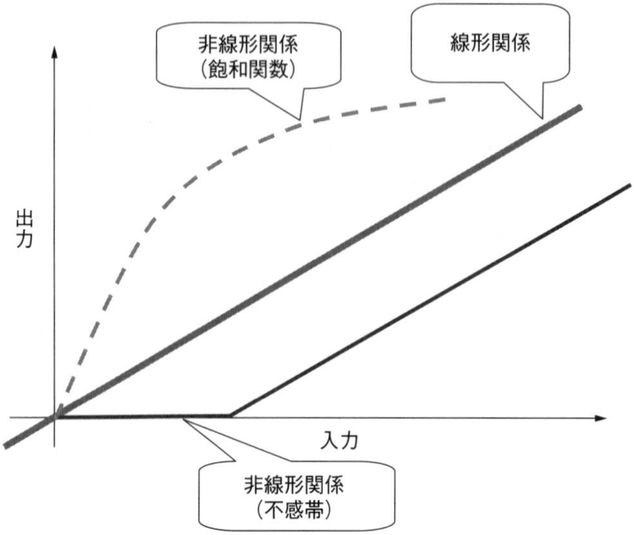

図 2.16　アクチュエータの定常特性

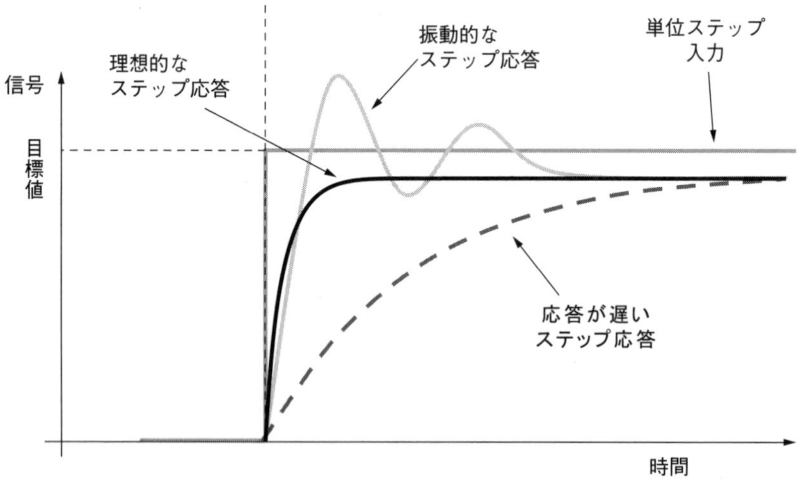

図 2.17　アクチュエータの動特性

点）付近で線形化するか、内部フィードバックを用いてゲインを高めて見かけの線形性を維持することで、扱いやすいアクチュエータを構成している。

また、定常特性は以下の3点のチェック項目が必要となる[1)]。

・**定位性（自己平衡性）をもっているか？**

・**入出力に線形関係はあるか？**

・**制御精度は高いか？（入力に対する出力の値が合っているか？）**

一方、動特性に関しては、図2.15の左側に示されるような定常状態に至るまでの過程を表した特性である。同じ定常状態を示すような特性であっても、**図2.17**に示すように入力してからなかなか所要の目標値に到達しない系であったり、逆に大きく振動するような系であるとすると、アクチュエータとして扱いにくい。

この動特性についてチェックすべく項目として以下に挙げる。

・**速応性は良いか？（入力してすぐに応答するか？）**

・**慣性が小さく発生力が大きいか？（応答が振動的でないか？）**

人工筋肉については、第3章で後述するような力学的な平衡モデルを適用することとで、大きな非線形性をもつ人工筋肉を線形化し、扱いやすい系にしている。また動特性は、振動的な系となることが多く、これらの抑制手法に関してもアクチュエータの剛性を高めるなどして振動を抑える方法が検討されている。

5. アクチュエータの性能評価

アクチュエータの性能に用いられる評価指標として以下の3点[1)]が挙げられる。

・**力・質量比**：アクチュエータ稼動部の質量と発生力の比

・**パワー密度**：アクチュエータの単位質量当たりの発生パワー

・**応答周波数**：正弦波入力に対して追従が補償されるカットオフ周波数の限界

まず、**力・質量比**は、“稼動部”の質量を用いていることが特徴である。例えば油圧シリンダであれば、ポンプ部やタンク部を含めたシステム全体の質量ではなく、シリンダ（ロッド）のみの質量と発生することができる最大発生力との比となる。これは、シリンダを使って何か物を運搬するときに、シリンダの稼動部（ロッド）をどれだけ素早く移動させることができるかという指標となる。力が大きく稼動部の質量が小さいほど、大きな加速度を生むことができる。

次に**パワー密度**は 上述のようにアクチュエータの単位質量当たりのパワー（力と移動距離の積）であるので、アクチュエータの小型化・軽量化への尺度となる。油圧システムはパワー密度が他のアクチュエータよりも高いことで知られており、同じ出力であれば小型化が可能である。

最後に**応答周波数**は、入力値として正弦波入力を行い、正弦波入力の周波数を徐々に上げていくと、出力の振幅（ゲイン）が入力のそれに比べてどんどん小さくなっていく。本特性は、その応答が追従できる限界値を計測することでアクチュエータの速応性を示す基準としている。この限界値（またはカットオフ周波数）は、上述の入力と出力のゲインの比によって構成される周波数応答が −3dB まで下がったときの周波数をさす。

なお、この dB（デシベル）という単位は、

20×log（出力の振幅／入力の振幅）

で表される。

生物の筋肉とアクチュエータの違い

それでは、前項の評価項目を参考に、人間をはじめとした生物の筋肉とアクチュエータの性能の違いについて検討してみよう。

パワーだけで比較すると、人間は100W程度であるが、アクチュエータは数kWから数十kWに及ぶパワーを出力することができる。また、応答周波数においても、生物の筋肉は10Hz程度であるが、アクチュエータは数十kHz程度の性能をもつ。このように生物の筋肉とアクチュエータはパワーの面では、比較にならないほどアクチュエータのほうが優れている。これは、メカトロニクス機器をはじめとした多くの機械装置が人間にできないことを望んで創造された結果に他ならない。

しかし、近年のバイオミメティクス（生物規範型ロボット）などで必要とされる生物（人間）の筋肉のようなアクチュエータを実現することができるかというと、答えはNOである。現在のところ、人間や生物の筋肉を再現できるようなアクチュエータは存在しない。これはなぜか？

生物の筋肉とアクチュエータの決定的な違いは上述のパワー密度にあると言っても過言ではない。生物の筋肉は、そのエネルギ源を含めて考えると、パワーに対する質量が他のアクチュエータに比べて極めて大きいため、小型軽量化が可能となっている。したがって、鳥や蜂たちは空を飛び、魚は力強く海を泳ぐことができる。ひるがえって現在のアクチュエータを鑑みると、例えば油圧システムはパワー密度が高いが、ポンプやタンクなどの油圧源ユニットが大きくなってしまい、小型化が望まれるようなシステムに組み込むことは難しい。一方、鳥の筋肉は、食物によって得られた化学的エネルギを効率よく筋力の機械的エネルギに変換することによって小型軽量な形態を実現している。この意味で、電気化学的エネルギを機械的エネルギに変換するような高分子人工筋肉は魅力的である。

またもう一つの重要な違いとして、位置決め精度の問題がある。生物の筋肉は、柔らかくしなやかであるものの、精密な位置決めが難しいとされている。一方、アクチュエータは工業用品としての機能を追及していった結果、人間がなしえなかった精密な位置決めが可能となった。しかし、これは他方で外乱などの影響を受けない剛性が高いシステムが構成されていることを意味する。したがって、柔らかい制御には適しないアクチュエータが多い。

人間協調型ロボットなどで求められる機能を考えてみると、正確な位置決め精度よりも、柔らかく包み込むようなアクチュエータが望まれる。上述の剛性の高いアクチュエータの場合、**インピーダンス制御**や**コンプライアンス制御**という仮想的なばねなどを用いて柔らかくするような制御手法によって対応することが多い。しかし、この場合、多くは位置制御の応答によるため、すばやい反応は難しい。一方、実際の筋肉は、第1章で述べたように筋肉の機構の中にばね要素が含まれているため、そのような制御を必要とせず、突発的な負荷に対しても十分な柔らかさで対応できる。つまり、筋肉は精密な位置決め制御を犠牲にして柔らかさを優先した機能を有しているといえる。 この意味で、ゴム人工筋肉はゴムと空気の圧縮性による柔らかさを有しており、生物の筋肉と類似した性能を有している。

また筋肉は拮抗型を有しており、関節のコンプライアンスを変化させることができる。しかしこの変化は、従来のアクチュエータがインピーダンス制御などを用いて「剛→柔」に制御しているのに対して、生物の関節は普段は柔らかく、位置制御するときだけ少し硬くなるような「柔→剛」の制御を行っていることは着目するべき機能であるといえる。

人工筋肉に求められるもの

1. 人工筋肉の定義

人工筋肉は、生体筋肉の代わりに使用できるような機能を目標として開発されたアクチュエータである。したがって、「人工筋肉とは何か？」という問いに対して、「生物の筋肉のようなアクチュエータにはどのような機能が必要か？」という観点からアプローチしていこう。

前項の議論から生物の筋肉とモータなどのアクチュエータとの違いを考慮すると、理想的な人工筋肉に求められる機能は以下の3点となる。

① 多少の位置決め制御は犠牲とされるが、コンプライアンスが高く、それ自体もフレキシブルなアクチュエータ

② パワー密度が高く、小型軽量化が可能であるアクチュエータ

③ エネルギ源がコンパクトでモバイルが可能なアクチュエータ

現在、上記3点をすべて包含するアクチュエータは存在しない。したがって、まだ理想的な人工筋肉は創造されていないことが分かる。とりわけ①と②については、現在もいくつかのアクチュエータが提案されており、特に①を重視したアクチュエータは**ソフトアクチュエータ**とも呼ばれている。現在の技術では③の実現が困難であるとされており、③を実現したアクチュエータは②の効果が小さいことが多い。

2. 現状の人工筋肉の分類

前項で、現状では人工筋肉としての条件をすべて満たしたアクチュエータは存在しないこと述べた。しかし逆に言えば、すべての条件を満たさなくとも、そのアクチュエータを適用する環境を限定したり、アクチュエータに付属する機構を工夫することによって有用に機能する。

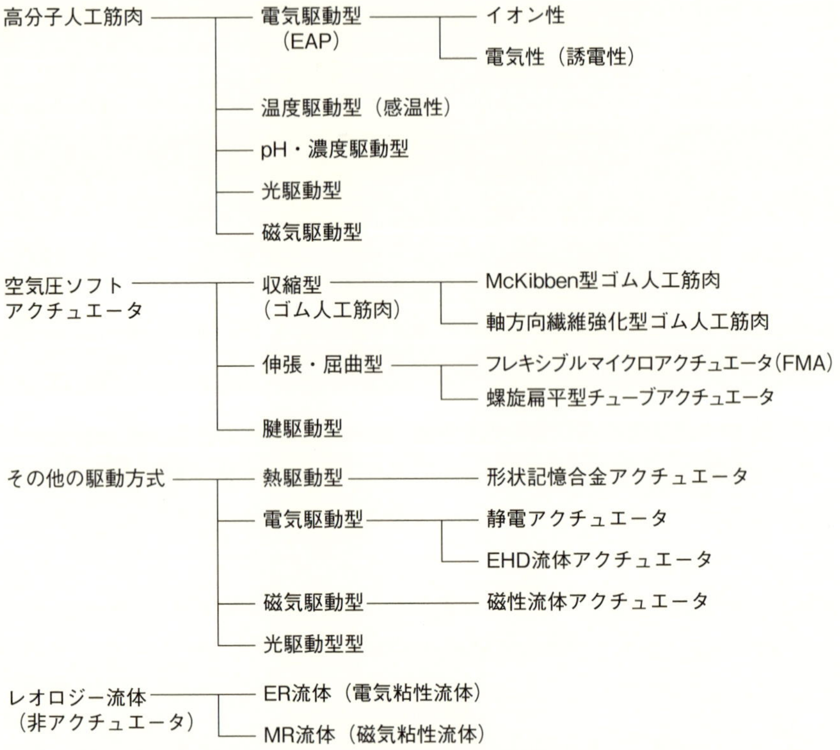

図 2.18　人工筋肉の分類

ここでは、上記の3条件を一部満たしているような人工筋肉アクチュエータの紹介と分類を行う。

人工筋肉といわれているアクチュエータは、駆動源で分類することができる（**図 2.18**）。まず大きな分類として、流体駆動（空気圧駆動）で行う**空気圧ゴム人工筋肉**と、電気化学的な駆動による**高分子人工筋肉**がある。また、熱駆動による形状記憶合金などの材料も人工筋肉として呼ぶ場合もある。

（1）空気圧ゴム人工筋肉

空気圧ゴム人工筋肉は、ゴムの弾性と空気圧の圧縮性により、その出力にばね特性を有している。この意味で、後述するようにゴム人工筋肉の特性は人間の筋肉特性と類似した傾向が見られる。したがって、上記①の条件を満たしている。また、軽く出力が大きいため②の条件も満たすことから、現存する人工筋肉としては最も実用的なアクチュエータであるといっても過言ではない。しかし問題点として、③の駆動源が大きいことからモバイル機能の実現が困難である。

今後、小型のコンプレッサやドライアイスなどによる物質の三態変化を利用した圧力源[2] より現実的なものとなってくれば、人工筋肉としてより利用価値の高いアクチュエータとなるだろう。また、空気圧源であることから、その構成要素はマイクロ化には向いておらず、適用環境はより人間の生活環境に近い形での使用となる。

現在提案されているゴム人工筋肉の適用例は、使用環境を限定し、特にモバイル機能を必要としないリハビリテーション装置やパワーアシスト装置、マニピュレータなどへの適用が試みられている。

（2）高分子人工筋肉

高分子人工筋肉はいくつかの駆動原理が存在する。例えば、イオン性の高分子人工筋肉は電圧などの印加によってマトリックスに内包された流動物質に偏りが生じ、マトリックス全体が変形することで駆動力を得るような形態を有している。

このタイプ人工筋肉は、①〜③をバランスよく満たしているものの、現状では発生力がかなり小さいという欠点をもつ。また、アクチュエータによっては液中のみの使用に限られるなど、使用環境がかなり限定的であるものも存在する。しかし、このアクチュエータは、生物の筋肉が電気化学的な作用によって駆動している点で類似しており、今後の開発次第では大いに期待できる人工筋肉といえる。

現在提案されている適用例としては、空気圧人工筋肉と比べマイクロ化が可能であるため、マイクロアクチュエータへの適用がある。また、駆動源がモバイル可能であるので生物型の移動ロボットなどへの適用例もみられる。

(3) 形状記憶合金を用いた人工筋肉

その他の駆動様式として期待されているのが、形状記憶合金を用いた人工筋肉である。

この人工筋肉は、駆動源として電気抵抗による熱を利用すればコンパクトですむし、ばねのような形状にすれば直進運動で柔らかなアクチュエータを実現することができるため、①〜③の条件を満たしているものといえる。しかし、応答が遅く出力が小さい、ヒステリシスが大きく、強い非線形性をもつなど、まだまだ改良点が多い。

マイクロ化も可能ではあるが、制御精度の問題でまだまだ課題がある。材料開発の点では、上記の高分子人工筋肉に比べ飽和した技術として見受けられるが、ペルチェ素子による駆動など新たな駆動方式を導入することでこれらの課題が克服されることと考える。

表 2.2 にこれらの特徴をまとめた表を示す。

表 2.2　代表的な人工筋肉の特徴

人工筋肉の種類（駆動源）	人工筋肉として機能するべき条件			課題の技術	適用例・適用環境
	条件① コンプライアンス	条件② 出力密度	条件③ 駆動源のモバイル化		
ゴム人工筋肉（空気圧）	高い	非常に大きい	難しい	・駆動源の小型化	・リハビリテーション ・マニピュレータ系
高分子人工筋肉（電気）	非常に高い	それほど大きくない	可能	・力が小さい ・制御性が悪い	・生物型ロボット ・マイクロ化に適している
形状記憶合金（熱）	高い	大きい	可能	・応答が遅い ・ヒステリシスが大きい	・炊飯ジャー[4]

参 考 文 献

1）武藤高義：アクチュエータの駆動と制御、コロナ社、1992
2）北川能、他：三重点における相変化を利用した携帯空圧源の開発、日本フルードパワーシステム学会論文集、36 巻 6 号、pp.158-164、2005
3）アクチュエータシステム技術企画委員会編：アクチュエータ工学、養賢堂、2004
4）川村貞夫、他：制御用アクチュエータの基礎、コロナ社、2006

第3章

空気圧ゴム人工筋肉

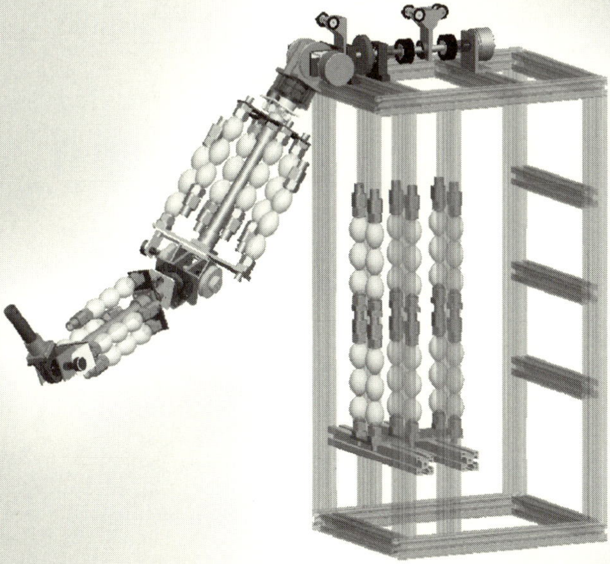

空気圧ゴム人工筋肉とは

空気圧ゴム人工筋肉とは、ゴムのような弾性媒体材に空気などの流体を注入して動力を得るアクチュエータの一つである。この空気圧ゴム人工筋肉の原理を考える前に、ゴム風船の膨らみ方について調べてみる。

誰でも経験があると思うが、風船に息を吹き込むと風船は丸く膨らんでいく。なぜ風船は丸く膨らむのだろうか？

これには主に二つの理由がある。まず第一に、息を吹き込むことで発生した圧力が、すべて壁面（ゴム膜）に対して同じ圧力で垂直に作用するためである。これは**パスカルの原理**といって、油圧でも利用される重要な原理である。しかし、このパスカルの原理だけでは風船は丸く膨らまない。風船が丸く膨らむためには、そのゴム膜の弾性が、縦に引っ張っても横にも引っ張っても等しい力で引っ張られることが必要となる。これはゴムの膨張によく見られる原理で、平面状において2つの軸（ディメンジョン）の方向に引っ張られるという意味で、**2軸引張り**と呼ぶ。ゴムの弾力が2軸の方向で等しければ風船は丸く膨らむ。

ここで、この2方向のゴムの弾性を、繊維などの複合材料を使って、ある方向は「硬く」、他の方向を「柔らかく」することで、一様に膨張していく風船にメリハリをつける。そうすると、例えば「ある方向は収縮し、他の方向は膨張する」といった膨らみ方に変化が生じて、アクチュエータとしての機能を取り出すことができる。このようなアクチュエータは、ゴムの弾性と空気圧の圧縮性により、より柔らかいアクチュエータとなる。これがゴム人工筋アクチュエータとなる。

空気圧ゴム人工筋肉の特徴

（1）長所

前述したように、ゴム人工筋肉は風船のようなゴム材と繊維を複合させて、その中に空気圧を印加すると、ある特定の方向に収縮力が発生する駆動装置である。このアクチュエータは、一般のモータや油圧・空気圧機器のアクチュエータに比べて以下の長所をもつ。

① 軽量で出力密度が高い（軽いのに大きい力が出る）。

図 3.1 は、各種アクチュエータの駆動部の出力と重量をグラフにしたものである[1)]。この図は、右上に行けば行くほど軽く大きな力が出せるアクチュエ

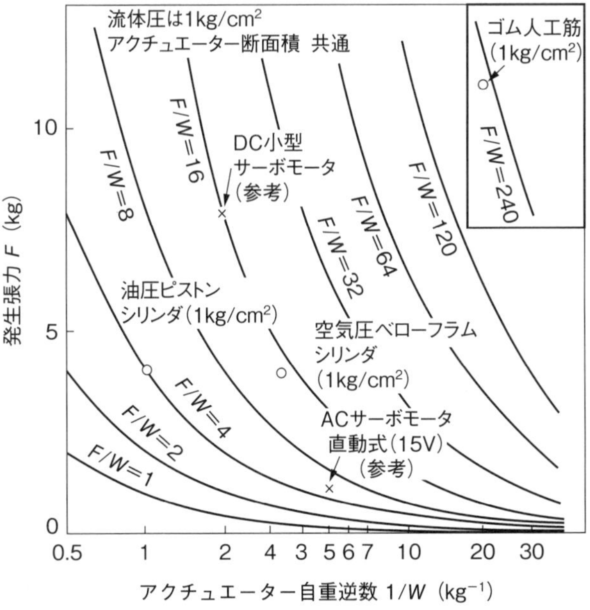

図 3.1　各種アクチュエータの出力と重量[1)]

ータである。この図からも、空気圧ゴム人工筋肉が大きな力を出せていることがよく分かる。

② 水中で使用可能であるなど、耐環境性に優れている。

材料はゴムと繊維のみで構成されているため、水にぬれても錆びることがない。また、埃や泥の中でも使用可能である。さらにゴムの素材を上手に選択すれば、体内での仕様も可能である。

③ 摺動部がない。

油圧や空気圧のシリンダはロッドとシリンダの間が摺動する。この摺動部は、流体がもれないようにするためOリングか組み込まれ大きな摩擦が生じる。一方、ゴム人工筋肉は、ゴムの膨張を利用しているのみなので収縮力を得るために摺動部が存在しない。これは出力効率を高めるとともに、摩擦を低減するための潤滑油の供給が必要ないため、メンテナンスが容易である。

④ 柔軟性があり、人間の筋特性と同様の特性をもっている。

これは人工筋肉の最大の特徴である。例えば、油空圧のシリンダやモータなどは、位置によって出力される力が容易に変化することはなく剛性の高いアクチュエータである。したがって、これらのアクチュエータを柔らかく制御する場合、センサを配備し、インピーダンス制御などの複雑な制御を適用する必要があった。しかし、このゴム人工筋肉は、ゴムと空気の圧縮性により構造的に柔らかい。また、アクチュエータ自体が柔らかく、ワイヤのように曲げて使用したりすることができる。

⑤ 材料費が安価である。

材料がゴムと繊維のみで構成されているため、ゴム人工筋肉それ自体の値段は非常に安い（およそ数十円から数百円程度）。また、上述のように摺動部がないため精密な加工が必要ないので加工費も低く抑えられる。

(2) 短所

一方、ゴム人工筋肉は以下のような欠点ももち合わせている。

① 位置や力の制御が難しい。

本アクチュエータは柔らかい（低剛性）ので、負荷の変動に対して位置が変動しやすく、一般的に位置制御が難しいとされている。また、ゴムや空気圧などの非線形要素が多く、これも位置や力の制御を困難にしている要因となっている。これは後述する制御法によってある程度は克服することができる。

② **寿命が比較的短い。**

ゴムの膨張に基づいて出力されているため、膨張の繰り返しにより消耗していく。また、ゴムの経年変化なども考慮する必要がある。したがって、材料費の安さを鑑みても、このアクチュエータは消耗品として扱うことが適切であると考える。

以上より本アクチュエータは、工場内での直動アクチュエータとしての利用だけでなく、リハビリテーション機器やウェアラブルパワーアシストなど、正確な制御は必要としないものの、人間に直接接触する機会の多い機械システムに適したアクチュエータとして注目されている。

人間の筋肉と空気圧ゴム人工筋肉の比較

それでは、人工筋肉を実際の人間の生体筋肉にどれくらい近いのかを比較してみる[2)]。実際の人間の生体筋肉の評価方法は主に、第1章のように**等尺性収縮**と**等張性収縮**がある。これを人工筋肉にあてはめて評価していく。

（1）等尺性収縮による評価

等尺性収縮とは、筋肉を一定の長さに保ったときにどれくらい力が出せるかといった静的な評価法である。

図 3.2 に実際の人間の生体筋肉と本人工筋肉の等尺性収縮における評価を示す。このグラフの横軸は筋長であり、縦軸はそのとき出力された力である（共に最大値で無次元化している）。この図より、若干の違いは生じているものの生体筋肉と人工筋肉がよく似た特性であることが見て取れる。特に、筋長が長ければ長いほど大きな力が出力され、自然長で力が最大値となっている点は同様の特性であることが分かる。この特徴は、アクチュエータとしてはコンプライアンス（柔らかさ）の高いアクチュエータとして捉えることができる。

（2）等張性収縮による評価

次に、等張性収縮による比較を検討する。**等張性収縮**とは、筋肉を一定の速度で収縮させたときの動的な収縮力を評価する方法である。

図 3.3 に生体筋肉と人工筋肉の等張性収縮の図を示す。横軸は筋肉の収縮速度であり、縦軸は収縮力を示している（ともに最大値で無次元化している）。この図より、筋肉は急に収縮しようとすると力を発生することができず、ゆっくり動かすと大きい力を出すことができる。こちらも、生体筋と人工筋肉は同様の特性を示していることが分かる。

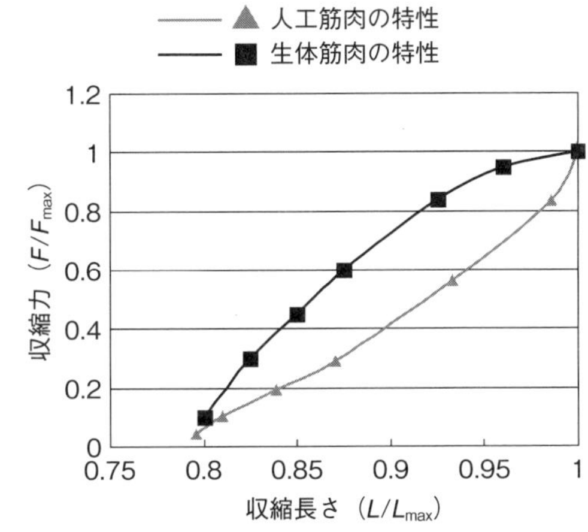

図 3.2　等尺性収縮の特性（人工筋肉 vs 生体筋肉）

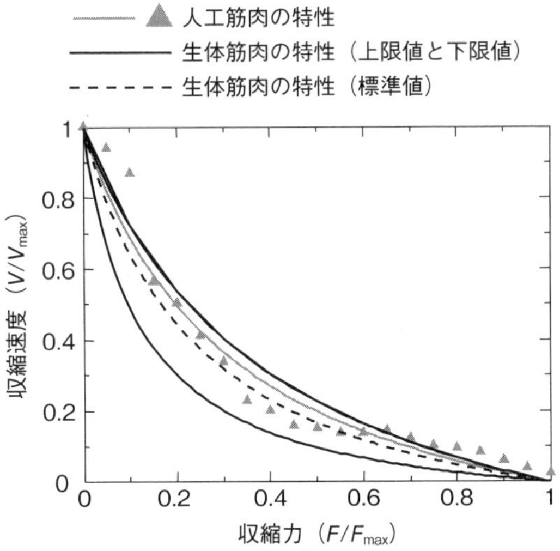

図 3.3　等張性収縮の特性（人工筋肉 vs 生体筋肉）

McKibben型ゴム人工筋肉

1. McKibben 型ゴム人工筋肉の構造と特徴

現在、学術界や産業界で広く利用されている人工筋肉として、**McKibben型ゴム人工筋肉**が挙げられる。本人工筋肉は、1961 年に Joseph McKibben によって開発され、当初はリハビリテーション用アクチュエータとして利用された[3)]。その後、ブリヂストンによって「**ラバチュエータ**」[4)]として商品化され、日本中に広く知られることとなった。現在では、空気圧ゴム人工筋肉といえば McKibben 型を思い起こさせるほど一般的になっている。

それでは、McKibben 型人工筋肉の構造を見てみよう、この人工筋肉はゴムチューブに網目状のスリーブを覆った構造となっている。この網目状のスリーブは、よく電源用のコードをまとめるために使用されているカバー（**図 3.4**）のようにらせん状に編み込まれた筒状のスリーブが用いられていることが多い。

この筒状のスリーブは、スリーブの網目の角度がアコーディオンのように変化することによって、軸方向に押し込むと半径が太くなり、逆に引っ張ると半径が細くなるような構造となっている。したがって、ゴムチューブに流体圧が印加されて軸方向と半径方向に膨張したときに、スリーブが半径方向の膨張を取り出して、網目の角度が変化して軸方向の収縮する力を生み出す（**図 3.5**、**図 3.6**）。

では、この McKibben 型人工筋肉の特徴について説明しよう。

まず、McKibben 型人工筋肉は構造が簡単であるため自作しやすい。また、様々なメーカーでこのタイプのゴム人工筋肉を作製しており、最も手に入りやすい人工筋肉であるといえる。**表 3.1** に各メーカーが作製している McKibben 型ゴム人工筋肉とその特徴を示す。

次に、自然長から、さらに軸方向に引っ張ることができる。これは、人間の

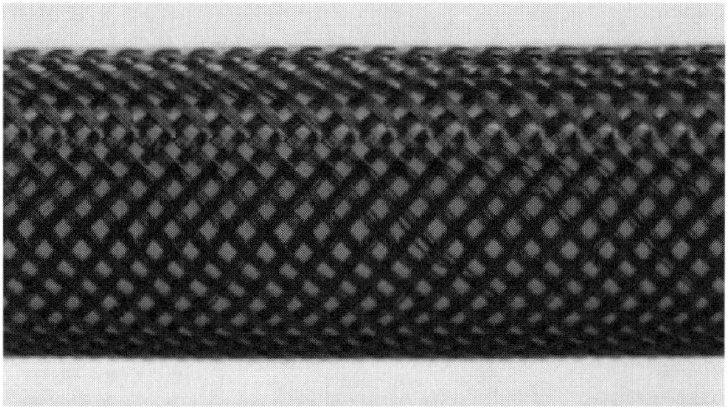

図 3.4　編み込みスリーブ

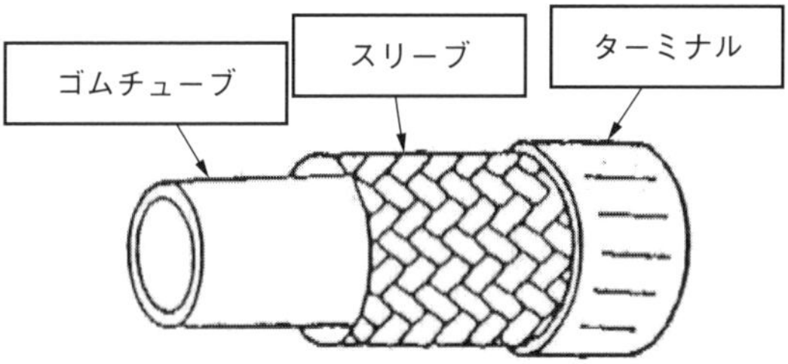

図 3.5　McKibben 型ゴム人工筋肉の構造

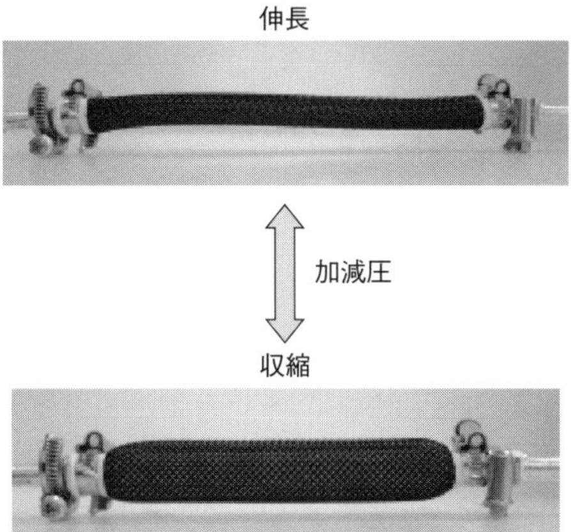

図 3.6　McKibben 型ゴム人工筋肉の収縮

腱による弾性効果に似ており、人工筋における関節の拮抗状態を作りやすい。しかしながら、本人工筋肉は収縮率が20％台と小さく、発生力も比較的小さい。またゴムチューブとスリーブが擦れることによってゴム自体が摩耗することから寿命が短いなどの欠点がある。

2. McKibben 型人工筋肉のモデル式と制御方法

上述したように、ゴム人工筋肉は多くの非線形要素を含んでおり、制御することが難しい。そこで、流体の印加圧力とアクチュエータの形状から収縮と発生力の入出力関係を明らかにすることでモデル式を確立し制御に役立てる。ここでは、McKibben 型人工筋肉のモデル[5)]について検討してみる。

まず、McKibben 型人工筋肉のモデル作成の全体の流れを見ていこう。

図 3.7 にモデル作成のための流れを示す。この図より、まず膨張時の繊維とゴムチューブの力学的な平衡関係を利用したモデルについて半径方向と軸方向について解いていく。このとき、軸方向に外力を仮定する。この外力は人工筋肉の発生力に置き換えることができる。次に、収縮・膨張時における繊維形状のモデルを幾何学的見地から構築し、これを人工筋肉の収縮量として導く。これら 2 つのモデルを共通項により 1 つのモデルとして統合する。

（1）ゴムチューブの膨張

まず、スリーブに覆われているゴムチューブの力学的な特性について検討していく。

材料力学の教科書でもよく扱われているが、一般的に薄肉円筒形状（パイプ形状）の内部に圧力がかかった場合、**図 3.8** のように半径方向に引きちぎり膨張しようとする力と軸方向に伸びようとする力の 2 方向の力が生じる。したがって、本人工筋肉についてもチューブの変形が微小と仮定した場合、このような 2 方向の力が発生すると仮定する。

一方、繊維を含めた人工筋肉の形状を**図 3.9** のように与える。ここで、人工筋肉の直径を D、スリーブ繊維の角度を θ、チューブの膨張の釣り合ったときの繊維の張力を t、人工筋肉の収縮力と釣り合った外力を F とする。

表 3.1　McKibben 人工筋肉のメーカーとその特徴

メーカー	国　名	特　　徴
シャドーロボット社	イギリス	ロボットメーカー。典型的な McKibben 型人工筋肉を販売している。本人工筋で作製したハンドが圧倒的。
フエスト社	ドイツ	空気圧メーカー。網状繊維をチューブに内包した構造を有しているため寿命が長い。剛性が他のメーカーよりダントツで高いため、大きな出力が出るが、柔軟性が低い。空気圧シリンダの代わりとしての用途が期待できる。人間型マニピュレータを試作。
神田通信社	日　本	医療・通信メーカー。現在は 3 種類の人工筋肉を販売している。歩行補助装置などへ応用されている。

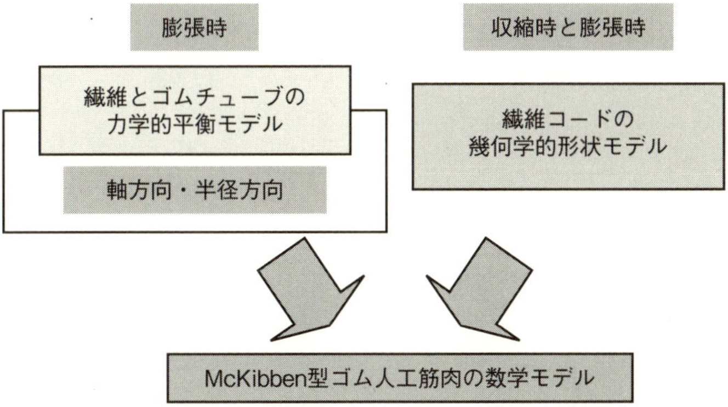

図 3.7　McKibben 型人工筋肉の数学モデルの導出手順

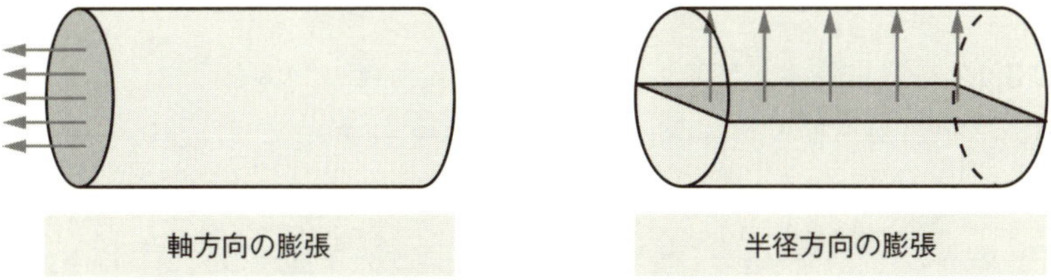

図 3.8　薄肉円筒形状（パイプ形状）の膨張モデル

それでは、軸方向と半径方向のそれぞれの方向に関する、繊維の張力による押さえ込む力とチューブの膨張に力学的な平衡式を検討してみる。

まず、軸方向の力学的な平衡式について説明する。**図 3.10** に示すように、軸方向へは、

繊維の軸方向に分解された張力

＝(端面への圧力 P×端面の面積)＋収縮力(外力)F

という力学的な平衡が成り立つ。これを式で表すと、次式となる。

$$nt\cos\theta=\frac{\pi}{4}D^2P+F \qquad \cdots\cdots(3.1)$$

ここで n は繊維の本数である。

次に、半径方向の力学的な平衡式を求めていく。**図 3.11** に半径方向の力学的な平衡モデルを示す。チューブを巻きつけている繊維において 1 周分の軸方向長さが $\pi D/\tan\theta$ であることを考慮すると、半径方向の釣り合いの式は以下のように表される。

$$2nt\sin\theta=\frac{\pi D^2P}{\tan\theta} \qquad \cdots\cdots(3.2)$$

ここで、式(3.1)と式(3.2)における繊維の張力および繊維の数を消去することで、以下の式が導かれる。

$$F=\frac{\pi}{4}D^2P\left(\frac{2}{\tan^2\theta}-1\right) \qquad \cdots\cdots(3.3)$$

(2) 繊維の幾何学モデル

次に、人工筋の収縮時および伸張時における幾何学的アプローチについて検討する。

図 3.12 に収縮時および伸張時の半径と繊維角度の関係を示す。ここで、伸張時の人工筋肉の長さ、直径、繊維の角度をそれぞれ L_0、D_0、θ_0 とする。このとき、それぞれの繊維の 1 周分を展開した図を**図 3.13** に示す。この図のように、繊維の形状は斜辺の長さが同じで、底辺が人工筋肉の長さ、高さが人工筋肉の直径で表されるような直角三角形となる。

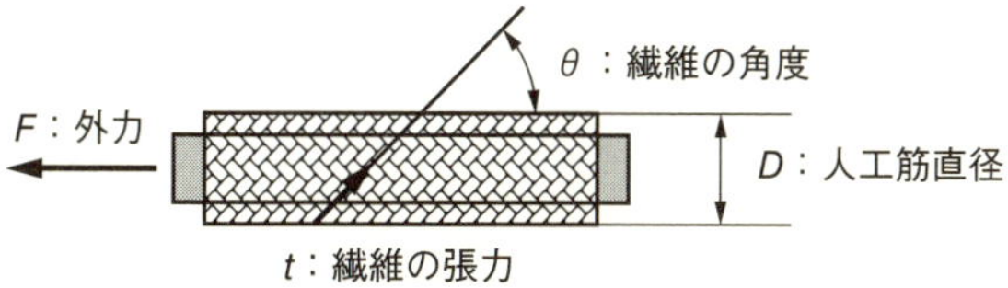

図 3.9　McKibben 型人工筋肉の形状に関する係数

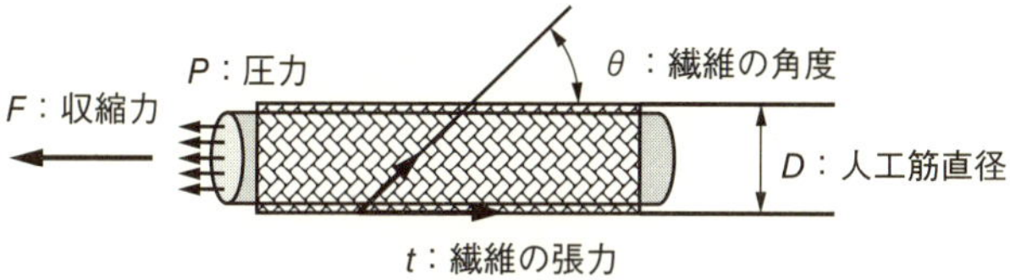

図 3.10　軸方向の力学的な平衡モデル

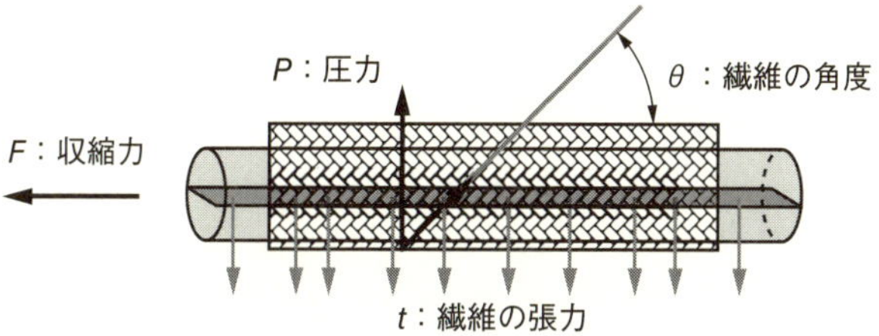

図 3.11　半径方向の力学的な平衡モデル

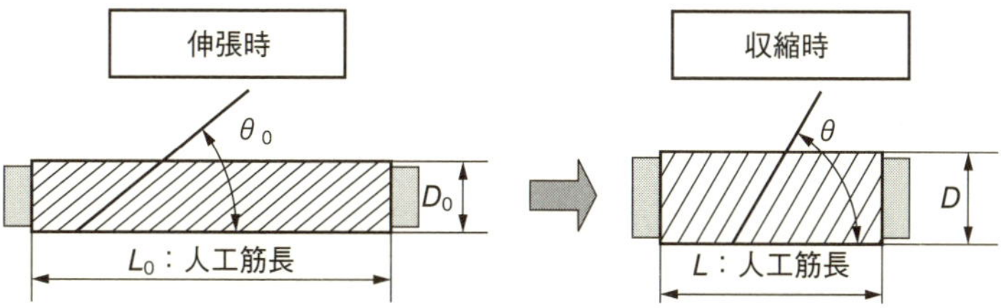

図 3.12　伸張時と収縮時の人工筋の形状

この図を用いて、半径方向の膨張の割合と軸方向の収縮率 ε を直角三角形の角度で表してみると以下の式が導かれる。

半径方向の膨張の式　$D=\dfrac{\sin\theta}{\sin\theta_0}D_0$　　……(3.4)

軸方向の収縮の式　$\varepsilon=\dfrac{L_0-L}{L_0}=\dfrac{\cos\theta_0-\cos\theta}{\cos\theta_0}$　　……(3.5)

(3) 最終的な式

最後に、引張力 F と収縮率 ε と圧力 P の関係式を導くために、力学的な平衡モデルである式(3.3)と形状モデルである式(3.4)および式(3.5)を合体させる。これらの式について収縮時の直径 D と繊維の角度 θ を消去すると以下の式が導かれる。

$$F=\frac{\pi}{4}D_0^2P\frac{1}{\sin^2\theta_0}\left\{3(1-\varepsilon)^2\cos^2\theta_0-1\right\}\quad\cdots\cdots(3.6)$$

この式は D_0 と θ_0 が定数であるので、これらをまとめると以下のようなシンプルな式になる。

$$F=P\left\{a(1-\varepsilon)^2-b\right\}\quad\cdots\cdots(3.7)$$

ここで、a、b は、それぞれ形状によって決定されるような以下の定数式となる

$$a=\frac{3\pi}{4}D_0^2\cot^2\theta_0$$

$$b=\frac{\pi}{4}D_0^2\cos ec^2\theta_0$$

(4) 制御方法

では、式(3.7)を使った簡単な制御法について述べる。

前述したように人工筋肉は、圧力 P と発生力（外力）F と収縮率 ε の関係式なので、たとえば、目標収縮率を ε_d とし、そのときに印加される外力を計測して圧力 P_d を算出し、この圧力を人工筋肉に印加することで、外力にかかわらず目標の位置（収縮率）を制御することができる。（**図 3.14**）

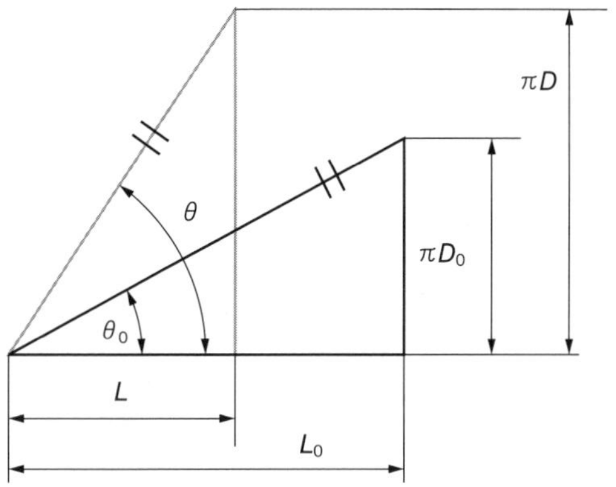

図 3.13　伸張時と収縮時の繊維の形状

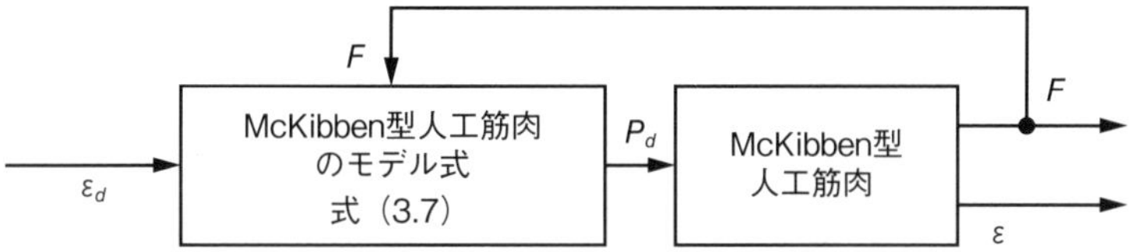

図 3.14　人工筋肉の制御方法

3. McKibben 型人工筋肉の応用例

3.1　パワーアシスト機器

ゴム人工筋肉は軽くて、力が強く、柔らかいため、健常者の作業時の筋肉をアシストするような装置への適用が多く見られる。今後の高齢化社会を迎えるにあたって、高齢者の介護や農作業などの若者の少ない現場では重要な応用例といえる。

例えば、「**マッスルスーツ®**」（**図 3.15**）[6),7)] は、介護者や肉体労働者の腰から上半身の力作業を補助するために開発された装置である。以前は、服の上に人工筋肉を張り巡らし、それを着用することで、名前どおり筋肉を「スーツのように着る」タイプで提案（**図 3.16**）されていたが、近年では人工筋肉が配

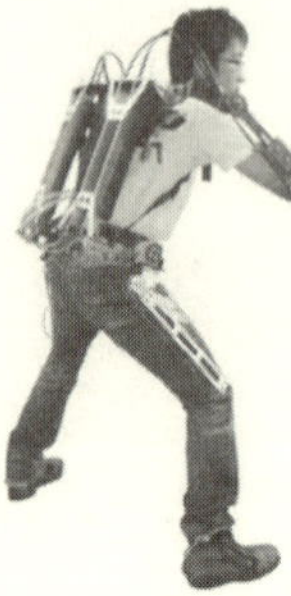

図 3.15　「マッスルスーツ®」
（東京理科大学、小林研究室）[7]

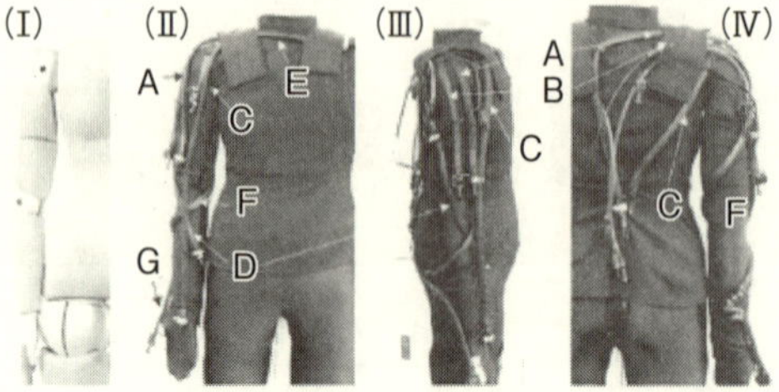

図 3.16　スーツに装着するタイプ（プロットタイプ）（東京理科大学、小林研究室）[6]

置された外骨格のようなフレームを身体に装着するような装置（**図 3.17**）となっている。このような構造をとることで、確実に人工筋肉の力を人間の筋肉に伝達することができ、実用化に一番近い装置として現在様々なフィールドでの適用が期待されている。

次に紹介するのは、下肢のパワーアシストである。

図 3.18 に示す下肢のパワーアシスト装置は、高齢者や立ち上がり動作や歩行困難な障害者のための歩行支援装置[8,9]として開発された。この装置は、人工筋肉を大腿部から膝部にかけてと、膝部から足底部への 2 カ所をコルセットを介して固定し（**図 3.19**）、重心やバランスをとりながら立ち上がりや歩行支援をすることができる。

また、**図 3.20** は足首部の背屈動作を支援する装置である[9]。この装置は、既存の義肢装具を用いて、これに人工筋肉を装着したものである。人工筋肉を装着することで、歩行時における背屈のタイミングに合わせてアシストすることが可能となる。最近では歩行者の体重による位置エネルギーを利用した支援装置も開発されている。

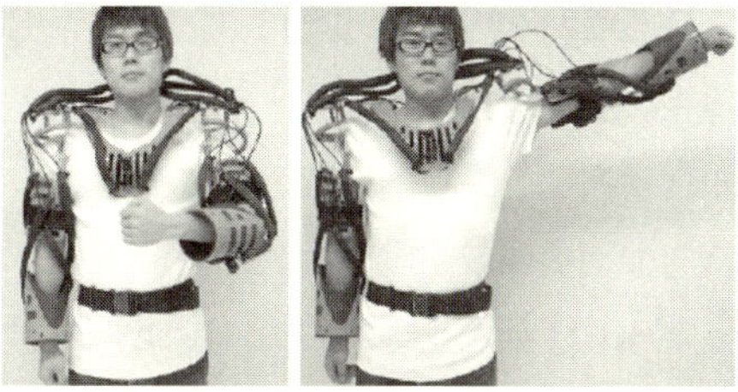

図 3.17　外骨格構造を利用したタイプ（東京理科大学、小林研究室）[7]

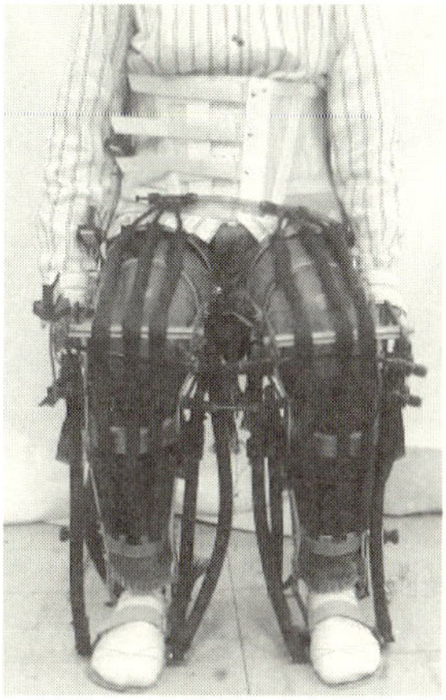

図 3.18　下肢パワーアシスト装置（岡山大学、知能機械制御学研究室）[8,9]

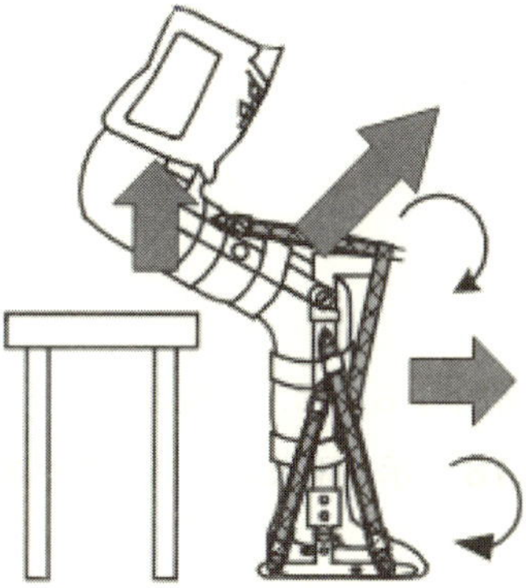

図 3.19　下肢パワーアシスト装置の構造（岡山大学、知能機械制御学研究室）[8,9]

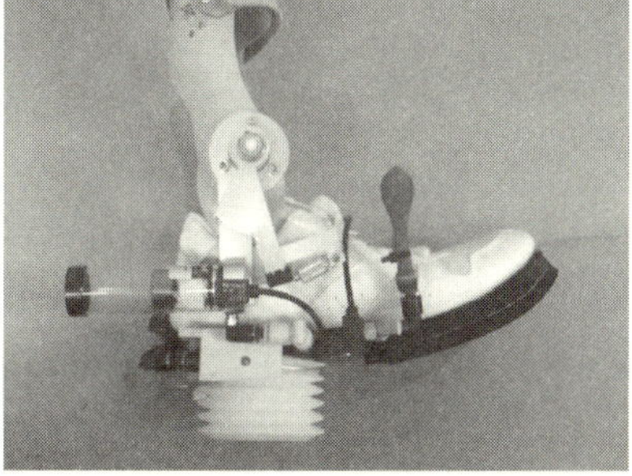

図 3.20　足部アシスト装置（岡山大学、知能機械制御学研究室）[9]

3.2 リハビリテーション機器

現在、脳疾患などによる片麻痺などの運動機能障害の回復のために作業療法士や理学療法士らが病院で直接徒手訓練している。このような訓練には、一定負荷を加えて四肢を動かす動作や、緩やかな速度で関節の屈曲伸展を繰り返し行うような運動を患者の疾患程度に合わせて行われる[10]。

しかし、将来の医療費の増大を抑えるために、軽度の患者には療法士の指導・計画の下で「在宅でリハビリ」ができるようなシステムが求められている。したがって、上記のような訓練を自動化することができれば、在宅でのリハビリに非常に有用である。人工筋肉は、柔らかく、安全で、力を可変にできるという観点から、このような在宅のリハビリシステムの駆動装置として大いに期待されている。また、在宅であれば装置ごと持ち歩く必要がないため、駆動源となるコンプレッサなども小型化する必要がなく、現在の技術で十分に実用化可能な応用分野であるといえる。

ちなみに、この人工筋肉が発明された当初の応用分野は、文献3）にあるように人工筋肉を使った指のリハビリテーションである。現在検討されているリハビリテーションの具体的な応用分野についてみてみる。

まず**図 3.21** は上肢リハビリテーション用の装置として開発された装置[11]である。この装置は、**図 3.22** に示されるように2リンクのマニピュレータとなっており、1つの関節に2つの人工筋肉を拮抗させた配置を取っている。人工筋肉を拮抗配置することで、その関節の位置・トルクだけでなく、剛性（関節の硬さ）を制御することができる。マニピュレータの先端には、それぞれの方向の力をセンシングすることができる力センサが取り付けられている。患者は、この装置の先端に手首に固定することで機能回復のための訓練を行うことができる。このマニピュレータの訓練モードとして、等尺運動、等速運動（受動的）、等速運動（能動的）、等張運動の4つの種類が用意されている。

その他のリハビリテーション分野への適用例として、**図 3.23** に示すような在宅用上肢リハビリ用スーツ「**リアライブ**」を挙げる。このスーツは、いわゆる「マスタースレーブシステム」を在宅リハビリに適用することを試みた装置

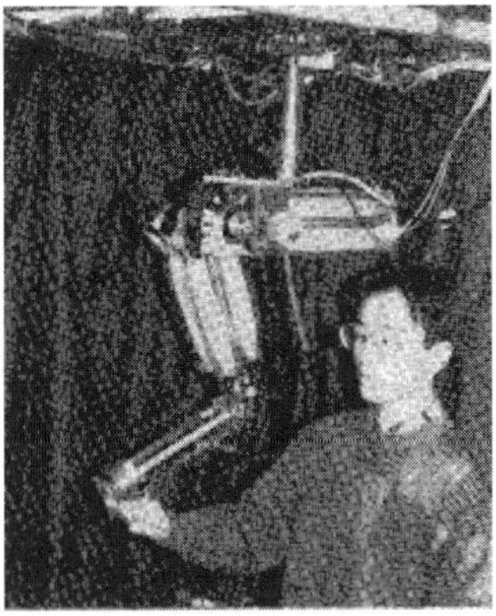

図 3.21　上肢リハビリテーション用マニピュレータ（岡山大学、知能機械制御学研究室）[11)]

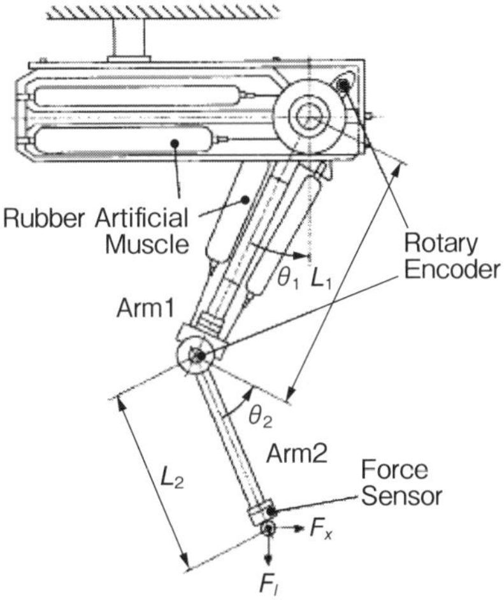

図 3.22　マニピュレータの詳細図（岡山大学、知能機械制御学研究室）[11)]

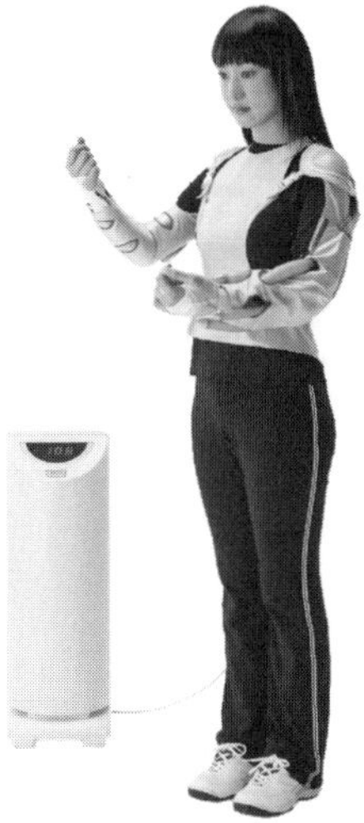

図 3.23　上肢リハビリスーツ「リアライブ」（アクティブリンク）

である。具体的には、このスーツを着用して健康な方の腕を動かすと、装着したベルトの圧力センサが腕の動きを読み取り、マイコンでその動きを信号に変換する。読み取った動作の情報により人工筋肉が駆動し、マヒして動かない腕を動かす。このような訓練を繰り返すことで在宅での運動機能回復を図る。

3.3 義手・ソフトロボットハンド

人工筋肉は、上述のように人間の筋肉と同様の特性をもっていることから、1960年代の開発当初から主に海外で義手やハンドとしての応用が期待された。しかし、コンプレッサなどの駆動源の小型化が困難であることから、その適用は難しいとされた。しかし、近年はコンプレッサの小型化、二酸化炭素の3重点を利用した空気圧タンクなどの開発[12]により実用化が期待できる。

近年、開発されたロボットハンドの開発例を紹介する。**図3.24**に開発されたロボットハンド[13]を示す。このハンドを駆動させている人工筋肉は、**図3.25**に示されるような小型で細いゴム人工筋肉である。ハンドのそれぞれの指にワイヤを介したゴム人工筋肉を配置して、指の屈曲と伸展を実現している。人間に装着するハンドは、産業用マニピュレータなどと比較しても、より柔らかいものをつかむ動作が要求される。モータ駆動方式では、センサを搭載しインピーダンス制御などの複雑な制御系を適用しなければならないが、ゴム人工筋肉を使用することで簡単な制御法で柔らかい把持が実現できる。

このハンド以外にもゴム人工筋肉を揺動アクチュエータとして改良しハンドを構成した例（**図3.26**）[15]など、いくつかの開発例が見られる。

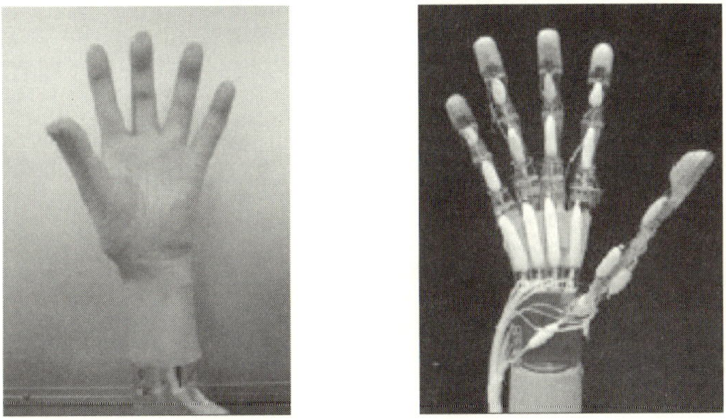

図 3.24　ゴム人工筋肉を使った義手（同志社大学、辻内研究室）[13]

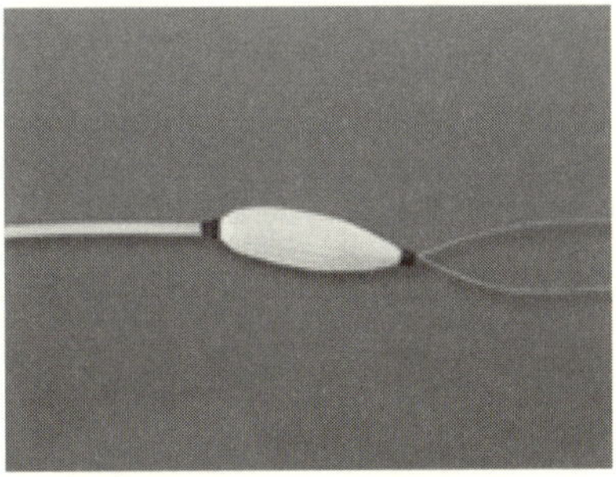

図 3.25　義手ハンドに内蔵された人工筋肉（スキューズ株式会社）[14]

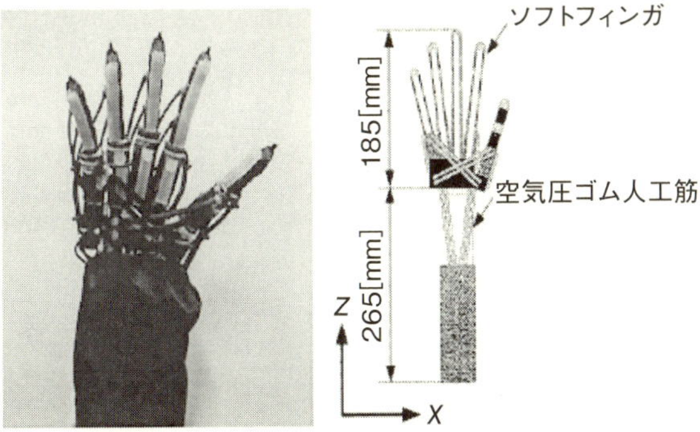

図 3.26　人間親和型ロボットハンド（岡山大学、知能機械制御学研究室）[15]

3.4　建設機械遠隔システム

最後に紹介する応用例は、人工筋肉の「耐環境性」に着目して開発された建設機械を遠隔的に操縦するマニピュレータである。

図 3.27 に建設機械遠隔操縦マニピュレータを示す[16]。この遠隔操縦システムは、災害地などにおける建物の倒壊現場における危険な復旧作業を、既存の建設機械にマニピュレータを搭載することによって遠隔で作業ができるようなシステムの開発を目的としている。このマニピュレータの駆動にはフエスト社の Mckibben 型人工筋肉が使用されている。

人工筋肉が使用されている理由として以下の点が挙げられる。、

① 軽量で可搬性に優れている。

② 防水防滴であり発熱に強い。

③ 建設機械を操作する際の振動・衝撃を吸収することができる。

本マニピュレータは、6 自由度を有し動作範囲は小さいものの、人間と同様の操作が可能となっている。また、人工筋肉は拮抗構造となっており、安定的な操作が可能である。実際に建設機械に搭載されている例を**図 3.28** に示す。

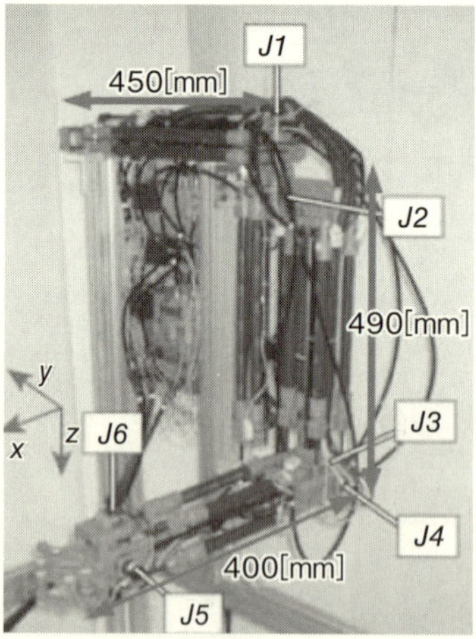

図 3.27　遠隔操縦マニピュレータ（東京工業大学、香川・川嶋研究室）[17]

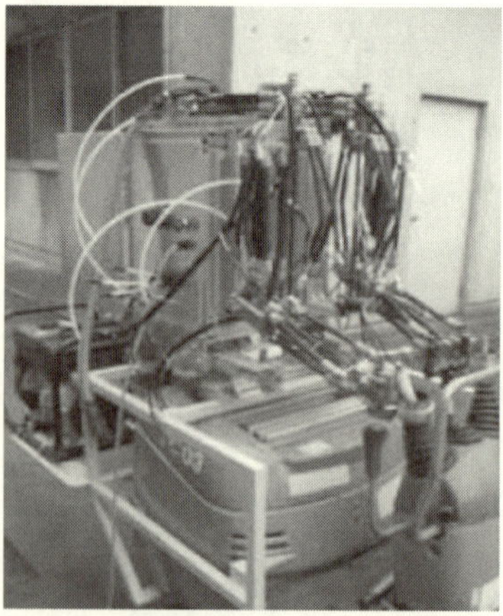

図 3.28　建設機械に搭載されたマニピュレータ（東京工業大学、香川・川嶋研究室）[17]

軸方向繊維強化型ゴム人工筋肉

ここでは、著者らが開発している**軸方向繊維強化型ゴム人工筋肉**を紹介しよう。

前節で説明したMcKibben型ゴム人工筋肉は、構造が簡単で制御モデルも確立されていることから広く用いられている。しかし、このゴム人工筋肉は、収縮率が20％程度と小さく、発生力も小さい。また、ゴムチューブとスリーブが擦れることによってゴム自体が摩耗することから寿命が短いなどの欠点があった。

一方、McKibben型ゴム人工筋肉が発明されたのと同時期の1960年代に、ワルシャワ大学のK. Nazarczuk氏が軸方向のみに繊維を配置したゴム人工筋肉を開発した[18]。これが最初の軸方向繊維強化型ゴム人工筋肉である。その後、早稲田大学の故加藤一郎教授によって、McKibben型よりも収縮力の大きなゴム人工筋肉として日本で紹介されたものの、当時、大きな膨張に耐えるだけの強力な繊維とヒステリシスの少ないゴム素材が開発されていなかったために、その能力を十分に活かすことができず、現在に至っていた。

そこで著者らは、当時の軸方向繊維強化型ゴム人工筋肉の構造に基づき現代の新しい素材を使って、その能力を十分に生かしたゴム人工筋肉を開発するにいたった[19,20]。

1. 軸方向繊維強化型ゴム人工筋肉の仕組み

図3.29、**図3.30**に開発された軸方向繊維強化型ゴム人工筋肉の構造と収縮メカニズムについて示す。

前述のように、普通、何も繊維拘束されていない竹輪のような形のゴムに空気圧を供給すると、風船のように軸方向にも半径方向にも膨張してしまい、直動的な収縮を得ることはできない（図3.29）。そこで、繊維を図3.30のように

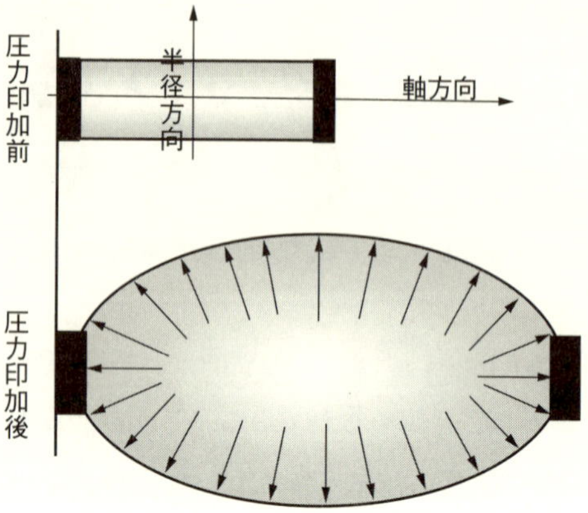

図 3.29　普通の風船の膨らみ方

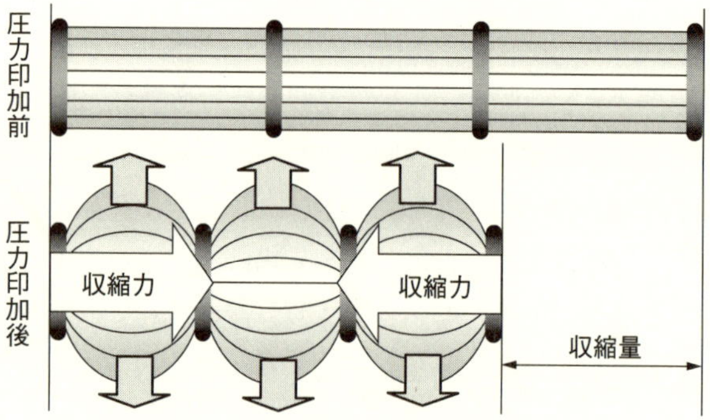

図 3.30　高出力人工筋肉の駆動原理

軸方向に拘束し空気圧を供給すると、軸方向には膨張せず、半径方向のみに膨張する。このとき、繊維の長さは伸びないので、軸方向に収縮力を得ることができる。この方法は流体の圧力をダイレクトにアクチュエータの収縮力として伝達することができる。さらに、拘束繊維を内包することによって、McKibben 型に見られるような拘束繊維と弾性媒体との摩耗を避けている。

また、収縮力は、繊維が圧力によって膨張することによって得ることができるが、**図 3.31** のように繊維を紐のような捩った繊維で配置すると、圧力が印加されたときに、それは繊維に伝達されずに、より膨張しやすい繊維と繊維の

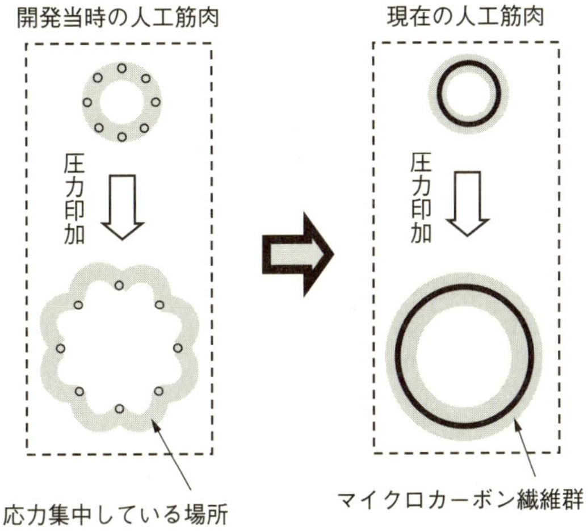

図 3.31　空気圧印加時の人工筋肉の断面図

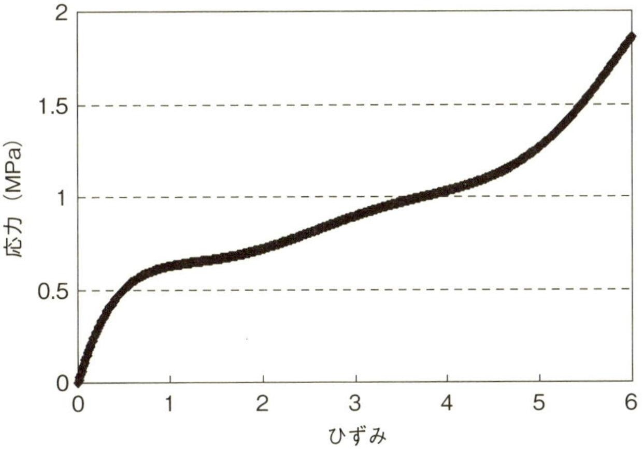

図 3.32　天然ゴムラテックスの応力-ひずみ線図

隙間のゴム部に集中してしまい、玉ねぎのような形となってしまう。これでは収縮力を十分に得ることができない（前述のような昔のゴム人工筋肉はこのような問題があった）。

そこで、著者らは、直径数 μm のカーボン繊維をゴムチューブ内に層状に配置することでゴムの膨張時における応力集中を避け、すべての繊維を収縮力にさせるとともに、大きな圧力まで耐えることができるような機能をもたすことに成功した[20]。

また、本ゴム人工筋はゴム素材として天然ゴムラテックスを用いた。本ゴム人工筋肉に用いた天然ゴムの応力、ひずみ線図を**図 3.32** に示す。この図より、この天然ゴムは低剛性で高伸張性をもっていることが分かる。本ゴム人工筋肉は、最大で半径方向に約 300 %伸びる。したがって、低剛性で高い伸張性を有していればいるほど高い効率と出力を得ることができる。また、このゴム人工筋肉は大きく膨張するため、破断時のひずみは大きければ大きいほどいい。最低でもおよそ 600 %以上は必要とされる。

2. McKibben 型ゴム人工筋肉との比較[21)、22)]

それぞれのゴム人工筋肉の形状（太さ：10mm、厚さ 2mm、長さ 180mm）を一致させた場合の圧力-収縮率特性について実験的な比較[21]を行う。

（1）圧力-収縮率特性

それぞれのゴム人工筋肉の圧力-収縮率特性について実験的な比較を行った。**図 3.33** にゴム人工筋肉に圧力を加えていったときの収縮率の関係として、圧力-収縮率の関係を示す。

この図より、同じ圧力で比べると軸方向繊維強化型ゴム人工筋肉の方が McKibben 型ゴム人工筋肉よりも高い収縮率を示していることが分かる。ここで最大収縮率は、McKibben 型ゴム人工筋肉が 25 %程度であるのに対して、軸方向繊維強化型ゴム人工筋肉は 40 %近い値を示している。

（2）圧力-収縮力特性

次に、同様の条件下における圧力-収縮力特性について実験的な比較を行った。

図 3.34 に印加圧力-収縮力の関係を示す。この図より、同じ圧力で比べると軸方向繊維強化型ゴム人工筋肉の方が McKibben 型ゴム人工筋肉よりも 3 倍以上高い収縮力を示していることが分かる。

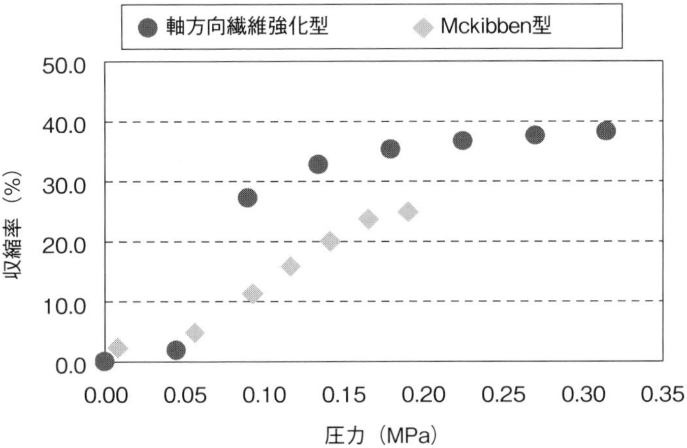

図 3.33　それぞれの人工筋肉の圧力-収縮率特性

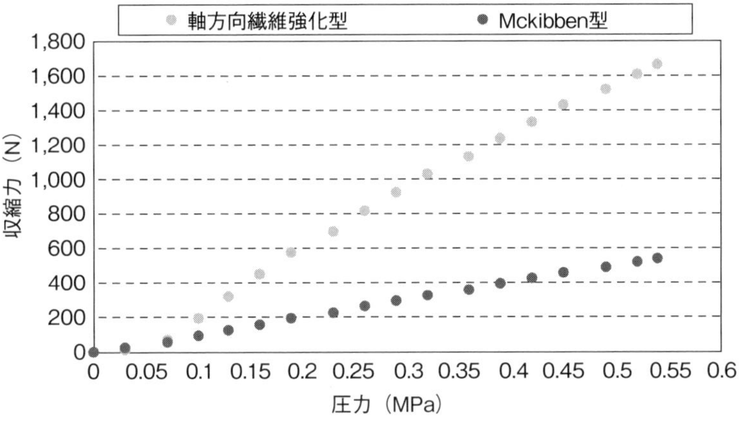

図 3.34　それぞれの人工筋肉の圧力-収縮力特性

さらに、最高圧力で比較すると、開発されたゴム人工筋肉は、たった約 50g の重さでありながら 1,700N（170kg）以上出力していることが分かる（現在は 2,000N 以上）。これは、McKibbn 型が繊維を斜めに網掛けしておりゴムの軸方向への膨張を許しているのに対して、本ゴム人工筋は軸方向への伸びは一切なく、すべて半径方向への膨張に変換していることから、より効率的に軸方向への収縮力を得ることができるからだと考えている。

3. 軸方向繊維強化型ゴム人工筋肉の力学的な平衡モデルと制御方法[23)]

ここで、McKibben 型ゴム人工筋肉と同じように、軸方向繊維強化型ゴム人工筋肉の力学的な平衡モデル（収縮量と収縮力と圧力の関係）について簡単に触れておこう。このモデルが構築できるとゴム人工筋肉の形状から特性が求められるため、ゴム人工筋肉の設計に大いに役立つ。また、非線形性の高いゴム人工筋肉の線形化にも効果がある。

3.1 力学的な平衡モデル導出の流れ

力学的な平衡モデルの導出の流れを**図 3.35** に示す。

① まず、ゴム人工筋肉が膨張したときの形状を定義してしまう。このとき、収縮量によって形状が一意に決まるような形状の決定式を求める。

② 次に、ある形状の時の、「圧力」、「収縮力（負荷）」、「繊維」、「ゴムの弾性」に関して、軸方向の力の釣り合いと半径方向の力の釣り合いの力学的な平衡式をそれぞれ求める。

③ これより圧力と収縮力（負荷）と収縮量の関係式が求まる。

上述の①～③の導出の流れに従って、軸方向繊維強化型ゴム人工筋肉の力学的な仕組みを具体的に説明していこう。

（1）形状の決定式

まずゴム人工筋肉の膨張形状の決定式を求める。パスカルの原理より圧力がすべて内壁に垂直に等しく印加されたと仮定すると、ゴム人工筋肉の形状は**図 3.36** のような円形形状に収縮する。この図より、x は収縮量、d_0、l_0 はそれぞれ伸張時におけるゴム人工筋肉の直径と長さ、d_m と l は収縮時における最大膨張直径と収縮長さである。

このとき、図のようにゴム人工筋肉の円形状は半径 r と角度 ϕ_0 関数で決定される。しかし、このままでは独立した係数が 2 つ存在するため、円形状を一

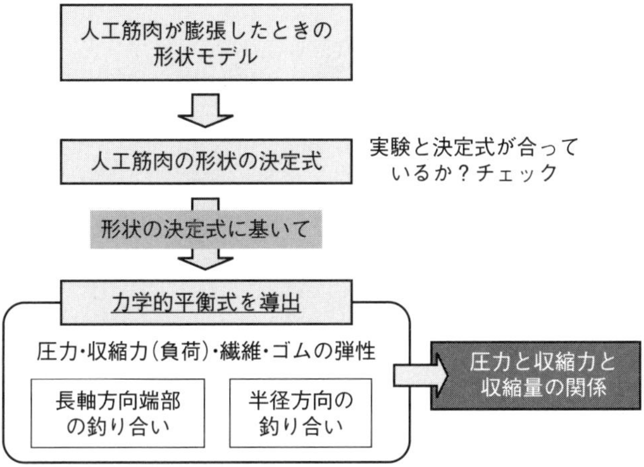

図 3.35　力学的な平衡モデルの導出の流れ

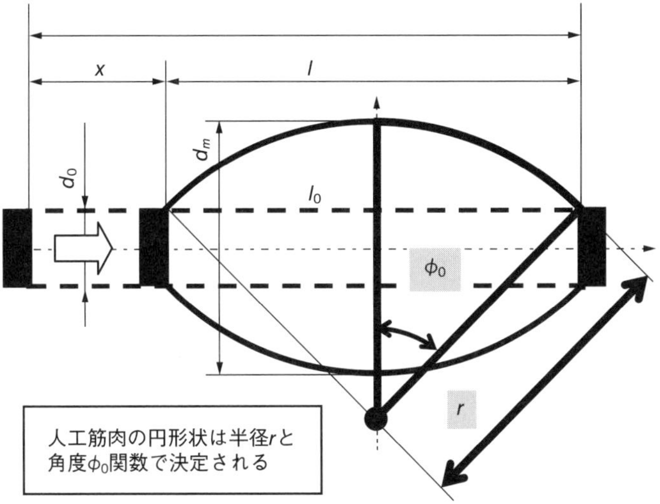

図 3.36　人工筋肉の膨張時の形状

意に決定することができない。そこで、次式のような収縮量xのみで円形状の係数ϕ_0を決定できるような形状の決定式を導出した。なお、この式は、収縮時の半径方向の膨張と収縮の関係式を2次関数で近似することによって導出することができる。

$$\phi_0(x)=\frac{2al_0^{1.5}x^{0.5}}{(l_0-x)^2+a^2xl_0} \quad \cdots\cdots(3.8)$$

ここでαは近似係数である。

この式より、ゴム人工筋肉の膨張時の円形状は収縮量xのみによって決定することができる。収縮量xはセンサによってリアルタイムで計測することが可能なので、ゴム人工筋肉の形状をリアルタイムで把握することができ、制御系の適用にも大いに役立つ。

(2) 力学的な釣り合いの式

次に形状の決定式に基づいて、ある膨張形状における力の釣り合い式（力学的平衡式）を軸方向端面と半径方向の両方向について求めていく。

a）軸方向端面の釣り合い

まず、軸方向端面の収縮・伸張に関する釣り合いの式について考えていく。**図 3.37** にゴム人工筋肉の膨張時の形状の上部右半分（1/4 モデル）を切り取ったモデルを示す。この図よりゴム人工筋肉の軸方向（図中X軸方向）端面は、

「圧力が端面を伸長方向に押す力」＋「負荷 F が伸長方向に引っ張る力」

＝「繊維が収縮方向に引っ張る力」

の3つの力によって釣り合っていることが分かる。

b）半径方向の釣り合い

次に、半径方向の膨張の釣り合いの式について説明しよう。

図 3.38 にゴム人工筋肉の半径方向（Y 軸方向）の釣り合いの様子を示す。この図より、半径方向には、

「繊維が膨張を半径方向に押さえ込む力」＋「ゴムの弾性力が膨張を抑え込む力」

＝「圧力 (空気圧) がゴム人工筋肉を押して膨張しようとする力」

の3つの力が釣り合っている。

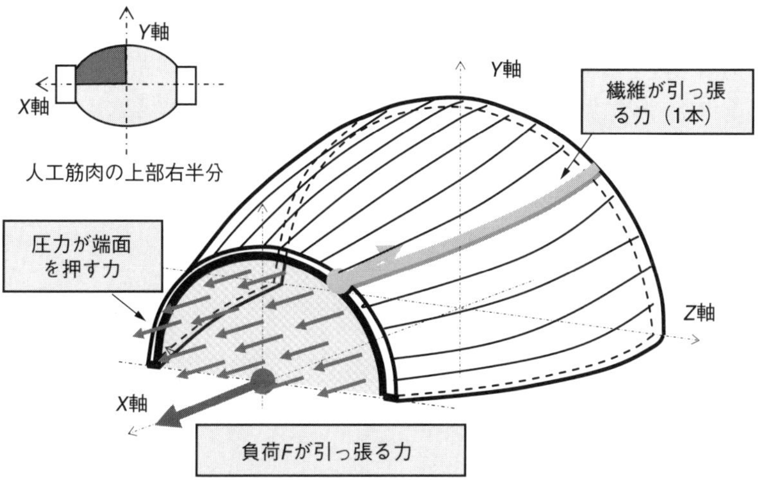

図 3.37　人工筋肉の膨張時の形状の上部右半分（1/4 モデル）の軸方向端面の釣り合い

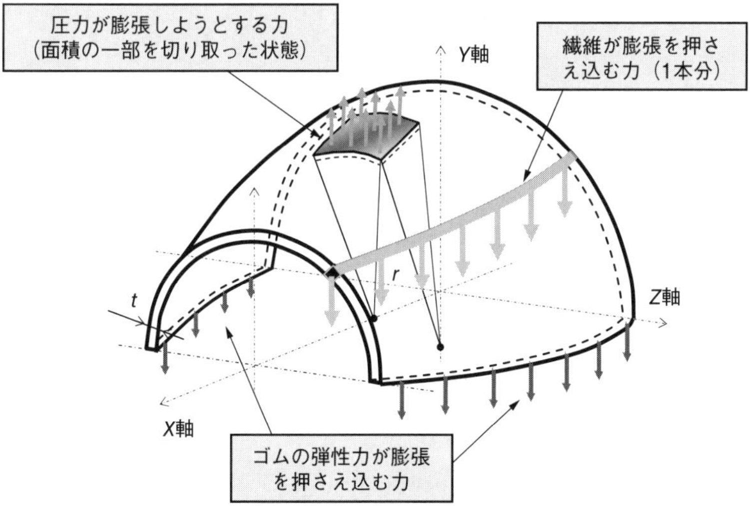

図 3.38　人工筋肉の膨張時の形状の上部右半分（1/4 モデル）の半径方向の釣り合い

c）圧力と収縮力（負荷）と収縮量の関係式（力学的平衡モデル）

(1) の形状の決定式により収縮量と膨張形状の関係式を求めて、その膨張形状に基づき、(2) より内部の圧力と収縮力などの釣り合い式を求めることで、圧力と収縮量と収縮力の関係式を求めていく。この導出の詳細な過程は少し複雑なので割愛する。結果として、軸方向繊維強化型ゴム人工筋肉の式は以下のようになる。詳細を知りたい人は、文献 23) を参照のこと。

$$P(\phi_0,F)=\frac{\dfrac{2Kt}{d_0}\left(\dfrac{l_0}{d_0}\right)^2\left(\dfrac{\sin\phi_0-\phi_0\cos\phi_0}{\phi_2^0}\right)+\dfrac{FM}{d_0nb}\tan\phi_0}{\left\{\left(\dfrac{l_0}{d_0}\right)^2\left(\dfrac{\phi_0-\sin\phi_0\cos\phi_0}{\phi_2^0}\right)+2\left(\dfrac{l_0}{d_0}\right)\dfrac{\sin\phi_0}{\phi_0}\right\}-\dfrac{\pi d_0M}{4nb}\tan\phi_0}$$

……(3.9)

ここで、K はゴムの弾性係数、t はゴム人工筋肉のゴムの厚さ、M は繊維に関する係数、n は繊維の本数、b は繊維の幅となる。なお、この式中の ϕ_0 は式(3.8)より収縮量 x の関数となっているため、実際の圧力 P は収縮量 x と収縮力 F の関数となる。

この式は一見複雑そうに見えるが、**図 3.39** のように、「ゴムの弾性に関する項」、「負荷・繊維に関する項」、「内部圧力の膨張に関する項」、「繊維に関する項」の 4 つの項に分かれる。これらははっきり分かれているわけではないが、大まかな目安として参考になると思う。

それでは、この式が本当にモデルに合っているのかどうか検証してみよう。

図 3.40 に、印加圧力をパラメータとした収縮率を収縮力の関係図を示す。低圧時ではゴムの非線形性の影響で理論値から少しずれているが、おおよそゴム人工筋肉の特性をよく表せているといえる。

3.2　力学的平衡モデルを用いた制御方法

この力学的平衡モデルを使った制御法について簡単に触れておこう。

図 3.41 に示すように、ゴム人工筋肉は入出力の関係に大きな非線形特性をもっている。この入力と出力の関係を線形にすれば、位置の制御が容易になる。

$$P=\frac{\overbrace{\boxed{\frac{2Kt}{d_0}\left(\frac{l_0}{d_0}\right)^2\left(\frac{\sin\phi_0-\phi_0\cos\phi_0}{\phi_2^{0}}\right)}}^{\text{ゴムの弾性に関する項}}+\overbrace{\boxed{\frac{F_t M}{d_0 nb}\tan\phi_0}}^{\text{負荷・繊維に関する項}}}{\underbrace{\boxed{\left\{\left(\frac{l_0}{d_0}\right)^2\left(\frac{\phi_0-\sin\phi_0\cos\phi_0}{\phi_2^{0}}\right)+2\left(\frac{l_0}{d_0}\right)\frac{\sin\phi_0}{\phi_0}\right\}}}_{\text{内部圧力の膨張に関する項}}-\underbrace{\boxed{\frac{\pi d_0 M}{4nb}\tan\phi_0}}_{\text{繊維に関する項}}}$$

図 3.39　式(3.9)の説明

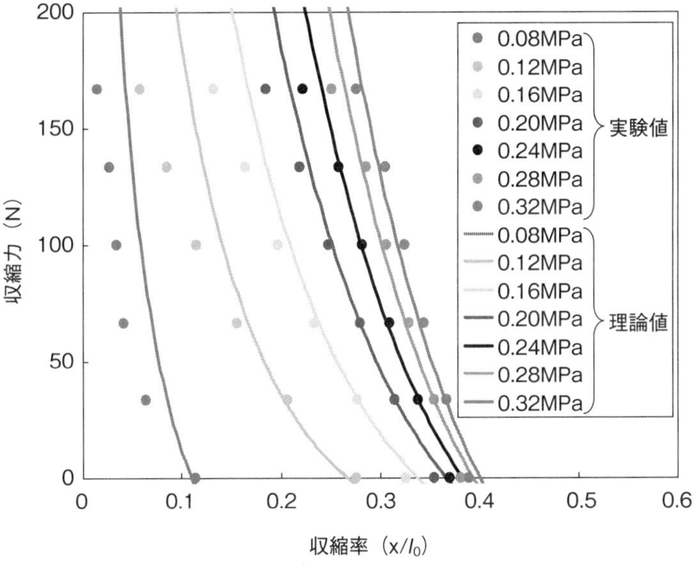

図 3.40　収縮率を収縮力の関係図（実験値と理論値）

また、ゴム人工筋肉は柔らかく、ばね特性をもっているため、無負荷時に圧力を印加し所望の収縮量を得ても、負荷が印加されたときにその収縮量が変化してしまう。そこで、負荷が印加された際、どれくらいの圧力を印加すれば目標の収縮量を得ることができるかを考えれば、位置制御に有効な制御法が確立できる。これらを力学的な平衡モデルを用いることで解決する。

式(3.9)の力学的平衡モデルは、印加圧力と収縮量と収縮力の関係を示している。この式中の収縮量 x を目標収縮量 x_d に置き換えて、そのとき計測された収縮力 F を式に代入すれば、ある負荷が印加されたときの所望の収縮量に必要な圧力 P_d を求めることができる。

また、このモデルを図 3.41 のように式(3.8)と式(3.9)を実際のゴム人工筋肉に印加する圧力の前に仮想的に挿入することで、目標値収縮量 x_d と出力 x の間には、見かけ上、入出力関係に線形関係を持たすことができる。

では、**図 3.42** を見てみよう。負荷が印加されたことによりゴム人工筋肉への印加圧力が増加し、収縮量の変化を抑えていることが分かる。

また、**図 3.43** より、この制御手法を適用するべきことで様々な負荷が印加されたとしても入出力関係に対して線形的な関係が維持されている。

3.3 McKibben 型との理論的な比較

それでは、McKibben 型との理論的な比較をしてみよう。

この 2 つのゴム人工筋肉の比較は、著者らが導出した数学モデルによって様々な形状について理論的に比較されている[22)]。文献 22) の結果から、細長いゴム人工筋であればなるほど軸方向繊維強化型ゴム人工筋肉のほうが収縮力および収縮率が大きくなる。太く短くなると McKibben 型のほうが大きくなる領域が存在するが、これはゴム人工筋の軸方向長さが半径方向長さよりも極端に短い場合であり、現実的ではない。したがって、一般的に使用されるゴム人工筋の形状を鑑みると、軸方方向強化型ゴム人工筋肉のほうが優れた特性を示している。しかし、軸方向強化型は細長い場合、半径方向への膨張も大きくなってしまうことが分かっている。

3.4 軸方向繊維強化型ゴム人工筋肉の欠点

これまで紹介してきた軸方向繊維強化型ゴム人工筋であるが、いくつかの欠点も存在する。

(1) 膨張半径が大きい

図 3.44 に、伸張時に同形状（軸方向長さ、直径、ゴムの厚さなど）である

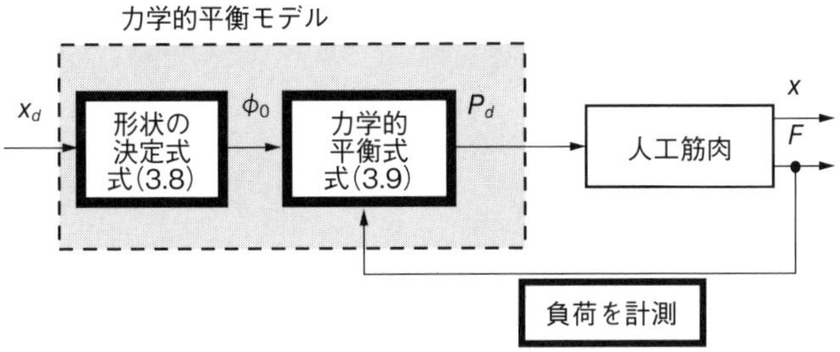

図 3.41　力学的平衡モデルを用いた線形化制御

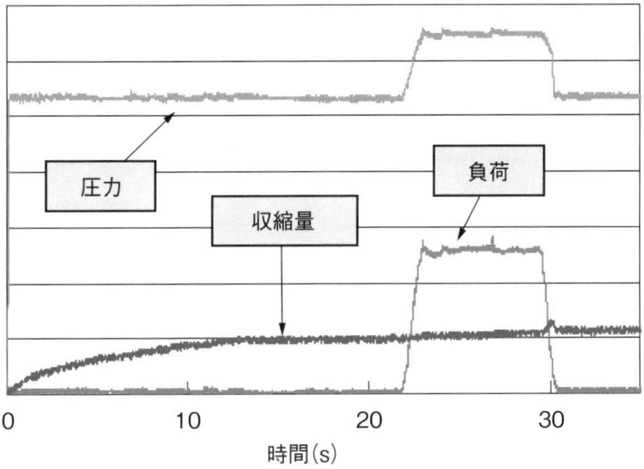

図 3.42　負荷の変化による圧力の変化

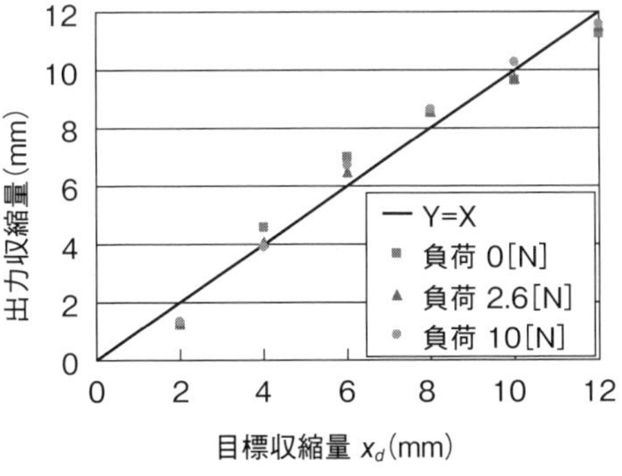

図 3.43　目標収縮量と出力収縮量の関係

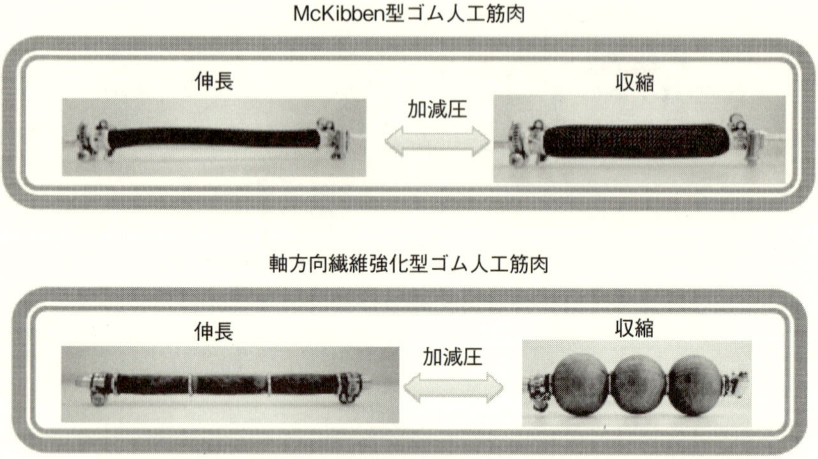

図 3.44　McKibben 型ゴム人工筋肉と軸方向繊維強化型ゴム人工筋肉の収縮形状

ときの McKibben 型と軸方向繊維強化型の伸張時と収縮時の形状を示す。この図より、収縮時の軸方向繊維強化型は、大きく膨張していることが容易に分かる。

McKibben 型は繊維がらせん状に配置されているため、収縮時の繊維は若干の半径方向の膨張とらせん状のピッチが小さくなるのみで半径方向の膨張は元の直径の約 2 倍弱ですむ。しかしながら、軸方向繊維強化型は文字通り繊維配置が軸方向のみにしか配向していないため、収縮したときの繊維の行き所が半径方向のみであるため、半径方向の膨張にダイレクトに効いてくる。見方を変えれば、この効果によって大きな出力を出すことが可能であるわけであるが、マニピュレータや人体の一部に装着する際は、McKibben 型よりも若干の空間が必要とされる。

なお、収縮量を求めず収縮力が必要な場合は、軸方向への収縮がないため駆動に必要な空間は小さくてもよくなる。なお、リングを挿入することによって半径方向の膨張を抑えることもできる。また、後述のように軸方向繊維強化型の「太く・短く」なる特性を積極的に活かした応用例も存在する。

(2) 膨張時の体積が大きい

軸方向繊維強化型は、収縮したときの体積が同じ形状の McKibbn 型よりも若干大きくなる。体積が大きくなると、収縮した際に空気圧が流入する流量が大きくなる。したがって、若干応答が遅くなる傾向がある。文献22)より、動特性のシミュレーションにおいても、わずかながら応答が遅くなることが確認されている。

(3) 自然長時に軸方向に伸びない

実際の筋肉は、自然長からさらに軸方向に引っ張っていくと、腱による受動的なバネ特性によって伸びる特性がある。McKibben 型も圧力を印加しない状態から軸方向に引っ張っていくと伸びる。しかし、軸方向繊維強化型はすでに繊維が軸方向に配向しているため、これ以上伸びない。後述のように、この特徴を生かした応用例もあるが、拮抗時に人工筋肉が弛んでしまうなどの欠点もある。

4. 軸方向繊維強化型ゴム人工筋肉の応用例

軸方向繊維強化ゴム人工筋肉は、上記のような優れた性能をもっているので様々な応用が期待されている。ここでは、著者らの研究室で開発された応用例について見てみよう。

4.1 6自由度ゴム人工筋肉マニピュレータ[24)～26)]

(1) 6自由度ゴム人工筋肉マニピュレータの概要

産業用ロボットなどは危険であるため人間と隔離された環境で活動している。将来、介護やリハビリテーションなどにロボットを使用することを考えると、軽くて柔らかい安全なマニピュレータが求められる。

図 3.45 に示すゴム人工筋肉マニピュレータは、肩、肘、手首などが人間と同じ関節配置であり、人間とほぼ同様の作業を行うことができる。従来、このような複雑な作業ができるロボットは関節が硬く、重量も 50kg 程度と非常に重かった。また、昆虫のように外骨格構造となっているため硬い構造であり、

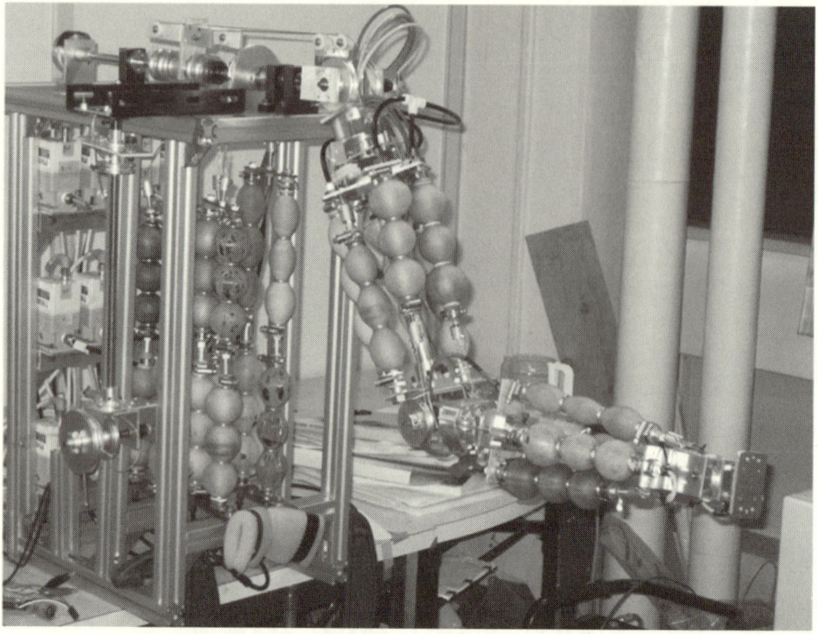

図 3.45　6 自由度人工筋肉マニピュレータ（中央大学、中村研究室）[24]

人間が接触すると怪我をしてしまう恐れがあった。

しかし、このマニピュレータはゴム人工筋を用いているため、関節が人間のように柔らかく、重さも 2kg 程度と非常に軽い。また、人間のように骨の周りに筋肉を配置した内骨格構造となっている（**図 3.46**）ため、人間と接触しても怪我をすることがない。したがって、人間との協調活動に適したマニピュレータであるといえる。

また、**図 3.47** にマニピュレータの構成図を示す。また、**表 3.2** にマニピュレータの各関節の可動域を示す。すべての関節がゴム人工筋肉によって駆動され、拮抗構造を有していることが分かる。したがって、位置と関節剛性の制御が独立して行うことができる。また、人間と同様の可動域をもっていることが分かる。

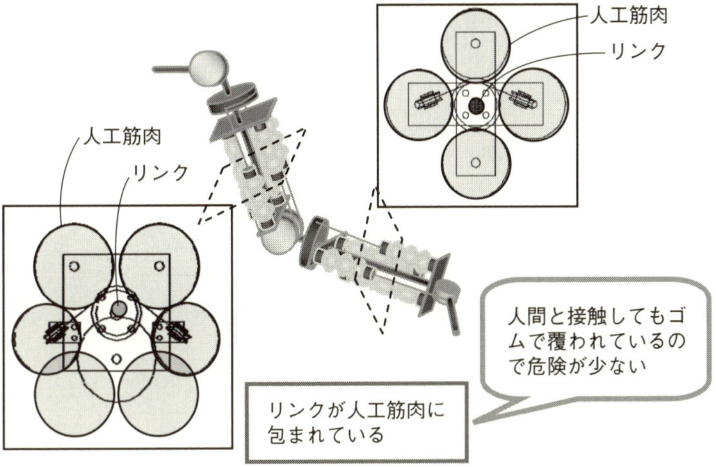

図 3.46　人工筋肉の内骨格構造

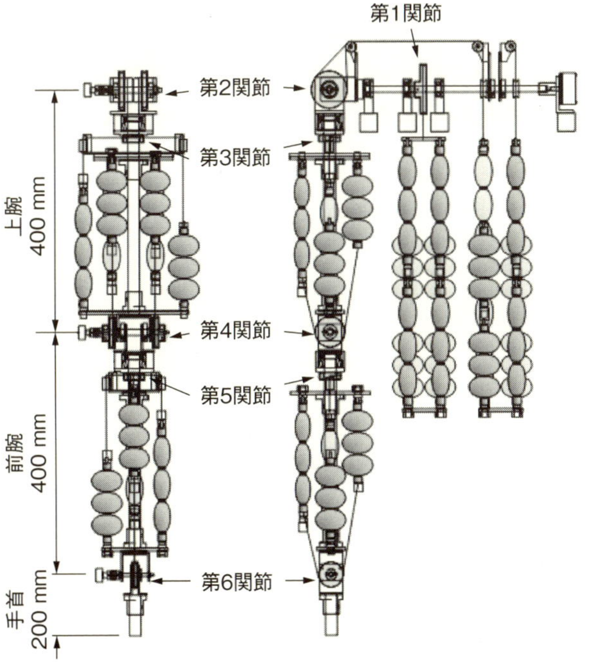

図 3.47　人工筋肉の配置

表 3.2　マニピュレータの可動範囲

関節	動　作	稼動域［°］	筋配置
肩	屈曲、伸展	140、40	並列
	外転、内転	160、0	並列
	外旋、内旋	80、80	単列
肘	屈曲、伸展	130、0	並列
手首	屈曲、伸展	160、0	単列
	外旋、内旋	80、80	単列

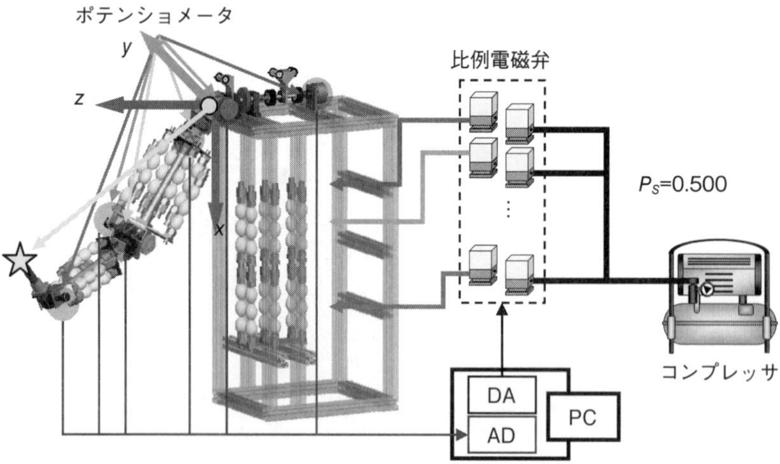

図 3.48　マニピュレータの制御システム

（2）ゴム人工筋肉の制御システム

図 3.48 にマニピュレータの制御装置を示す。マニピュレータの関節は 2 つのゴム人工筋肉を人間のように拮抗して配置しているため、1 つの関節につき 2 つの電空比例弁を用いて関節の角度と剛性を制御する。また、各関節をポテンショメータにより計測しパソコンに取り込む。

ここで、ゴム人工筋の拮抗配置による位置と剛性の制御の仕方について説明しよう。

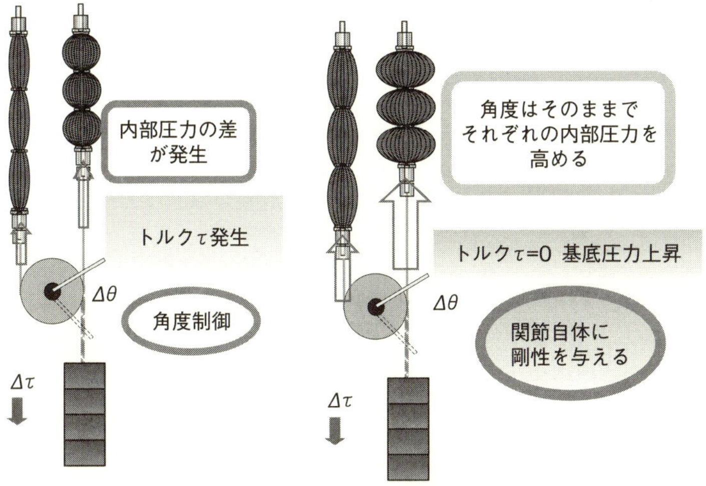

図 3.49　角度制御と剛性制御の考え方

図 3.49 に拮抗したゴム人工筋肉（1 関節分）を示す。この図より、どちらか片方のゴム人工筋肉に空気を印加するとゴム人工筋肉に圧力差が生まれトルクが生じ、これが角度となって出力される。一方、双方に同じ圧力を印加すると双方でゴム人工筋肉が引っ張り合って剛性が発生する。つまり、双方の圧力差で角度が制御でき、双方の基底圧力で剛性が制御される。

ゴム人工筋肉は大きな非線形特性をもち、さらに高いコンプライアンス（柔らかさ）を有するため、正確に位置を制御することが難しい。そこで、前述のようにこのゴム人工筋肉の「収縮量」と「外力」と「入力圧力」との関係を結びつける力学的な平衡モデルを求め、これをゴム人工筋肉へ制御入力の前に配置することによって見かけの制御対象を線形化する**フィードフォワード線形化**[23] を行うことで、非線形特性を抑える。

図 3.50 にマニピュレータの制御構成図を示す。一見複雑であるが、この構成図を簡単に説明する。

① マニピュレータの先端の目標の位置 $[x_d, y_d, z_d]$ や姿勢（先端が向いている方向）$[\phi_\mathrm{d}, \theta_\mathrm{d}, \psi_\mathrm{d}]$ を定義する。

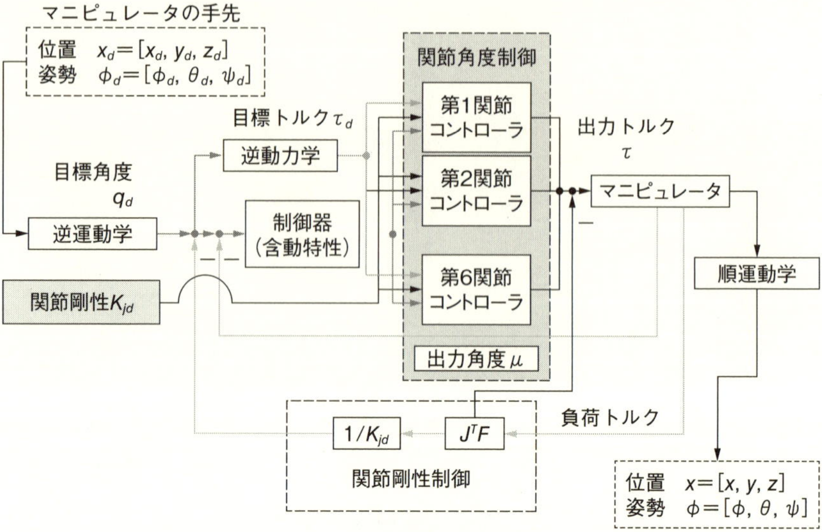

図 3.50　制御系の構成図

②「逆運動学」によって先端の位置・姿勢を実現するための各関節の目標角度 q_d が導出される。

③ 各関節の目標角度が実現できるようにゴム人工筋肉を制御していく。ただし、ゴム人工筋肉は柔らかいため負荷がかかると正確な位置が制御できない。しかし、マニピュレータは先端に何も負荷がなくても、それ自身の重みによってゴム人工筋肉に負荷がかかってしまう。

④「逆動力学」を用いることで各関節にかかる力（トルク）τ_d を推定して、ゴム人工筋肉の制御に反映する。

⑤ 一方で関節の硬さを決める関節剛性も制御する。目標の剛性 K_{jd} を与えて、これが実現できるように剛性に関する制御を構成する。

目標値が一つの点であれば上記の制御系で十分であるが、**図 3.51** に示すようにマニピュレータに文字や絵を書かせるようなトラッキング制御はマニピュレータとゴム人工筋肉の動特性が重要である。このような制御には、ゴム人工筋肉の動特性モデル[25)]を用いる必要がある（もちろん、モータを用いた一般的

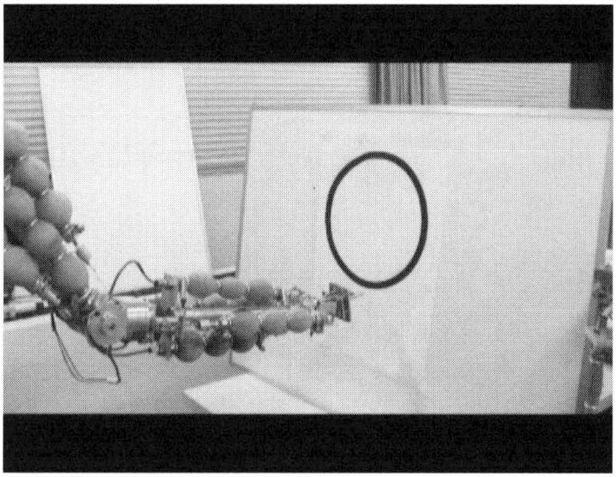

図 3.51　6 自由度人工筋肉マニピュレータのトラッキング制御

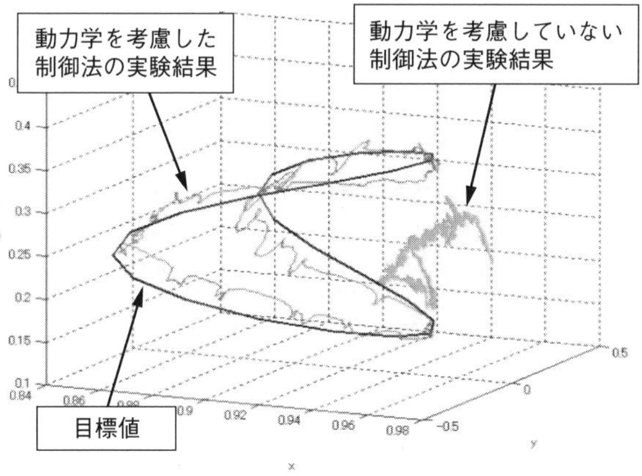

図 3.52　トラッキング制御の実験結果[26]

な産業用ロボットではこのような制御は必要ない)。

著者らは、マニピュレータの動力学モデルを導出し、電空比例弁の動特性、空気圧の圧縮性、ゴム人工筋肉の膨張形状などを考慮に入れてモデルを構築[12]して、正確なトラッキング制御を実現した。この制御になるとさらに複雑な制御系となるため、ここでは割愛する。**図 3.52** にその結果を示す。空間上の定められた目標値に対して図 3.41 の制御系を適用した結果は、まったく追従できていないことが分かる。一方、動力学を考慮した制御系を適用した実験値はきちんと目標値に追従しており、トラッキング制御にゴム人工筋肉の動力学を考慮することは重要であることがわかる。

4.2　腸管構造を規範とした蠕動運動ポンプ[27]

腸は、蠕動運動という運動により人間の食べた食塊を送り出している。この

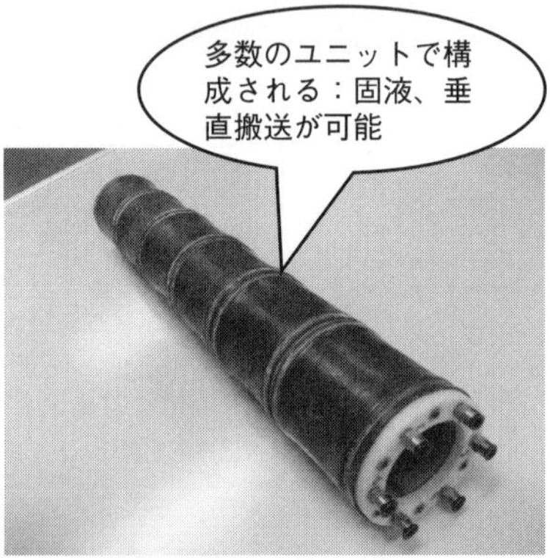

図 3.53　腸を規範とした蠕動運動ポンプ（中央大学、中村研究室）

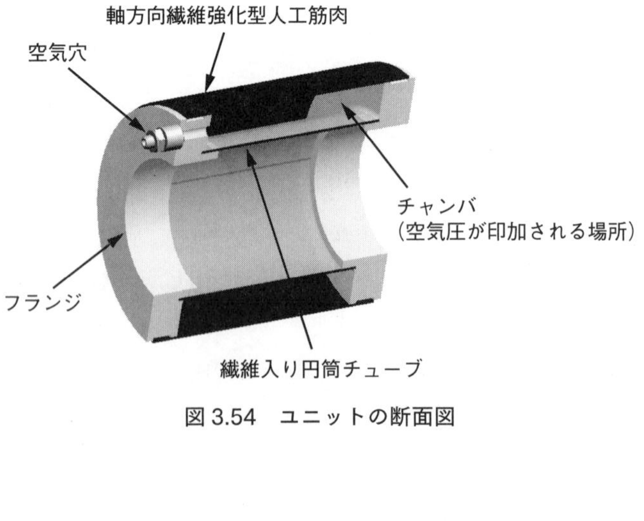

図 3.54　ユニットの断面図

蠕動運動をゴム人工筋肉により発生させることによりポンプのような効果が生じる。

図 3.53 にポンプの全体図を示す。このポンプは、ゴム人工筋肉で構成されたいくつかのユニットによって構成される。このユニットの詳細を見てみよう。

図 3.54 にユニットの断面図を示す。この図のように、ユニットは、フランジとゴム人工筋肉と、一部が繊維によって拘束されたゴムチューブによって構成される。この部品に囲まれた空間（チャンバ）に空気を入れることで、このユニットはゴム人工筋肉によって軸方向に収縮するとともに、内側のゴムチューブが繊維を起点にして内側に穴をふさぐように張り出す（**図 3.55**）。

図 3.56 に 3 ユニット時のポンプに印加する圧力の順序の一例を示す。このように各ユニットが内側に膨張する機能を順々に送り出すことでポンプとしての機能を果たす。さらに、内側の膨張と同時に軸方向に収縮することで、内側のゴムチューブが搬送物体を「送り出す」ように動く。したがって、搬送物体の種類は、流体だけでなく、細長い固体、粉体、固液混流体の搬送も可能で、垂直搬送もでき、搬送の省スペース化が実現できる。

図 3.57 に蠕動運動ポンプが固液混合流体を搬送している様子を示す。ゴム人工筋肉がムニュムニュ動いて水を吐き出す様が生き物のようで気持ちわるい。

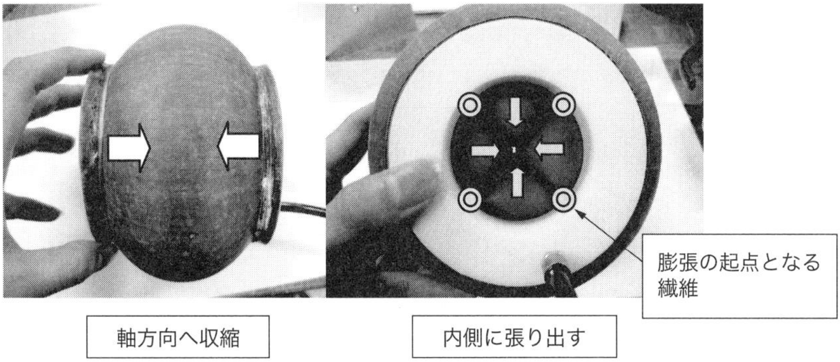

図 3.55　圧力が印加されたユニットの様子

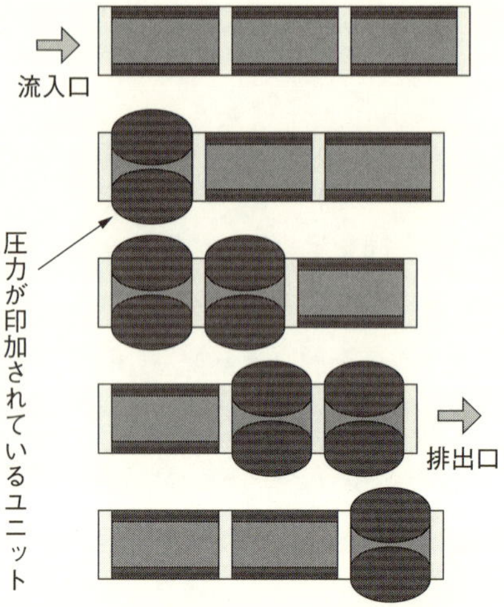

図 3.56　蠕動運動ポンプの搬送様式

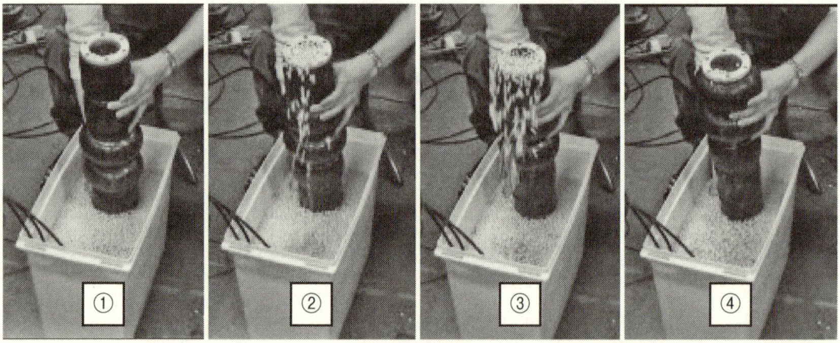

図 3.57　蠕動ポンプが固液混合流体を垂直搬送する様子（中央大学、中村研究室）[27]

4.3　医療用内視鏡推進補助装置への応用[28]

日本人の食の欧米化に伴い、今後、大腸ガンが増え続けるであろうとの予測がある。この大腸ガンの早期発見のために欠かせないのが大腸用内視鏡である。しかし、内視鏡の操作は複雑であり、苦手とする医師が多い。そこで、大腸をはじめとした狭小空間を安定的に移動できるミミズの移動様式を規範とした内視鏡推進補助装置（**図 3.58**）が開発されている。

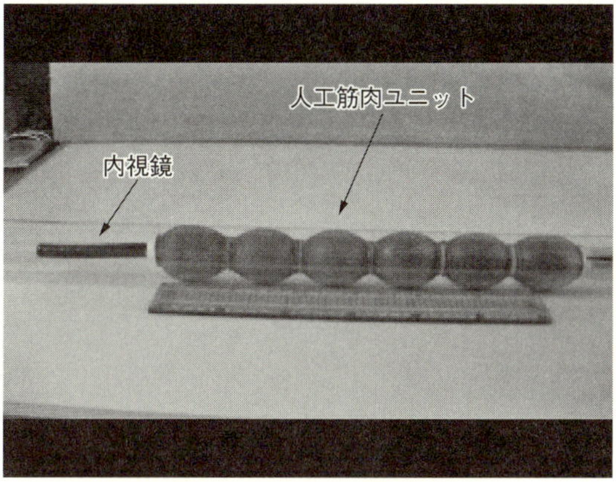

図 3.58　医療用ミミズロボット（中央大学、中村研究室）[28)]

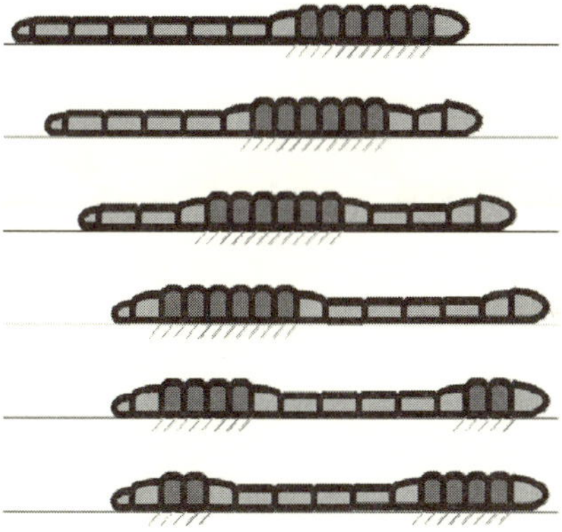

図 3.59　ミミズの移動様式

ミミズは、太く短く、細く長くできるような体節からなり、これらの体節を交互に動かすことで移動している（**図 3.59**）。本研究では、軸方向繊維強化型が体節と同じように「太く短く」「細く長く」なることに着目し、ゴム人工筋肉をミミズの体節に見立て構成することでミミズのような移動を実現している。なお、このゴム人工筋肉は中が空洞となっており、ここに既存の内視鏡を挿入することで腸の中を自走する腸内検査システムが構成される。

4.4 ゴム人工筋肉アクティブワイヤとロボットハンド[29)]

著者らは、このゴム人工筋肉を極限まで細径化することで、引張りに強いだけでなく強い力で自ら収縮するワイヤ「**ゴム人工筋肉アクティブワイヤ**」を開発している。

図 3.60 にゴム人工筋肉アクティブワイヤ[29)]を示す。この図からもわかるとおり、本ゴム人工筋は直径 0.9mm から 3mm 程度と非常に細い。このような細さでもゴム人工筋肉としての収縮力が大きく、直径 2.5mm のゴム人工筋肉は約 50N（5kgf）程度を持ち上げることができる。本ゴム人工筋肉の収縮する様子を**図 3.61** に示す。

著者らの研究室では、このゴム人工筋肉をロボットハンドの駆動装置として利用しようとしている（**図 3.62**）。1 本の指の中でワイヤ自体が収縮することで質量 200g 以下の軽くて力の強いロボットハンドが実現できる。また、関節の剛性制御などを適用することで、特にセンサによるフィードバック制御を適用しなくても柔らかい握りが実現できる。

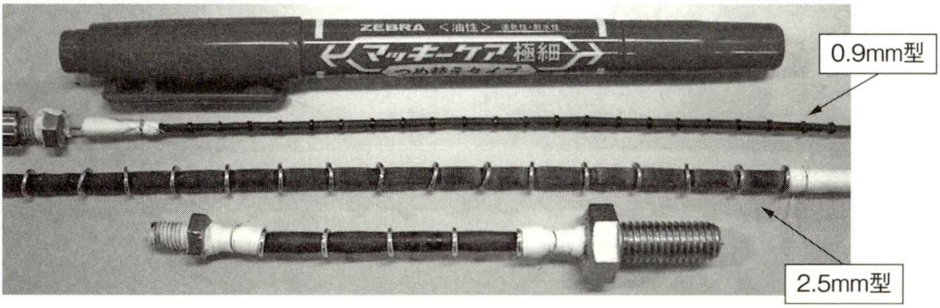

図 3.60　人工筋肉アクティブワイヤ[29)]

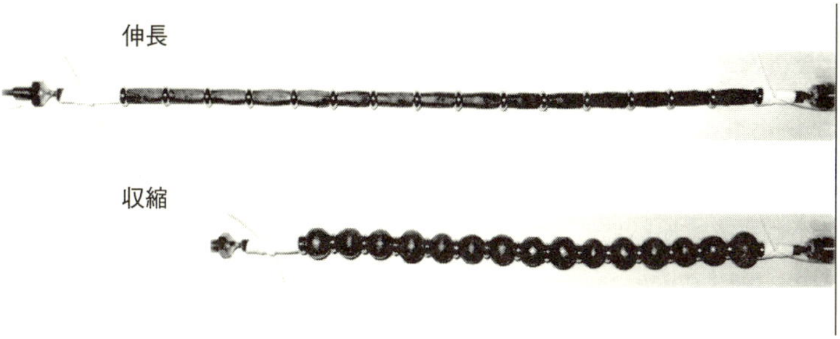

図 3.61　アクティブワイヤが収縮している様子

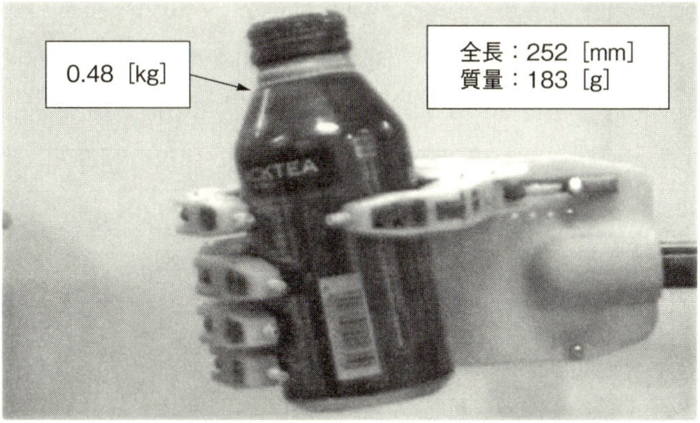

図 3.62　アクティブワイヤを搭載したロボットハンド（中央大学、中村研究室）[29)]

その他のソフトアクチュエータ

ここまでは、いわゆる「ゴム人工筋肉」といわれている内部圧力の印加によって収縮力を得ることができるソフトアクチュエータについて取り扱ってきた。しかし、ゴムの膨張に対して繊維拘束をする組合せは無限大にあり、現在まで様々なソフトアクチュエータが提案されている。

1. フレキシブルマイクロアクチュエータ[30)]

ゴムと繊維素材によるソフトアクチュエータは、以下の理由から数 mm～数 cm 程度の小型化に非常に適している。

・摺動部がないため摩擦の影響を受けない。

・構造が簡単で作製しやすい。

・流体アクチュエータなので出力密度が高い。

これらの利点をふまえ、**フレキシブルマイクロアクチュエータ**（以下、**FMA**）は小型で自由度の高いアクチュエータとして開発された。

（1）FMA の駆動原理

図 3.63 に FMA の構造を示す。FMA は、3 つの圧力室をもつシリコンチューブからなり、径方向に繊維が配向された構造をもつ（ちなみに、この繊維配置は軸方向繊維強化型ゴム人工筋肉とちょうど 90° 方向が違うことが分かる）。径方向に繊維が配向されたチューブの内部に圧力が印加されると、半径方向への膨張が抑えられ、軸方向へ伸張する。

図 3.64 に径方向に繊維が配向されたチューブの挙動を示す。半径方向への流体圧力は繊維によって抑えられ、端面に印加された圧力のみがゴムの膨張に有効となる。FMA は端面に加わった圧力の総和とゴムの弾性力との釣り合いで軸方向伸張（膨張）する。

一方、FMA は 3 つの圧力室に分かれている。これにより、1 つの圧力室に

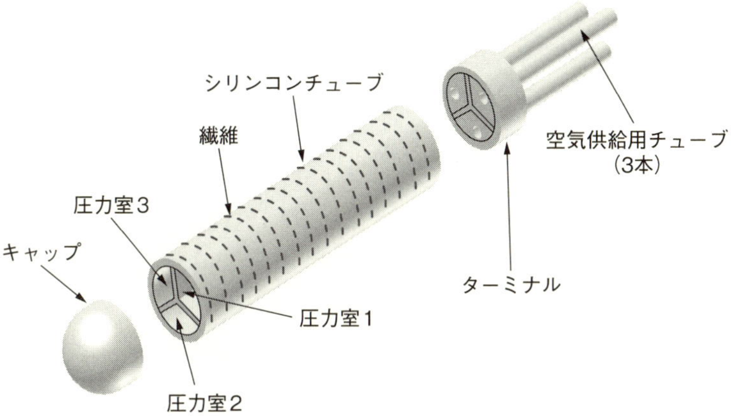

図 3.63　FMA の構造[30)]

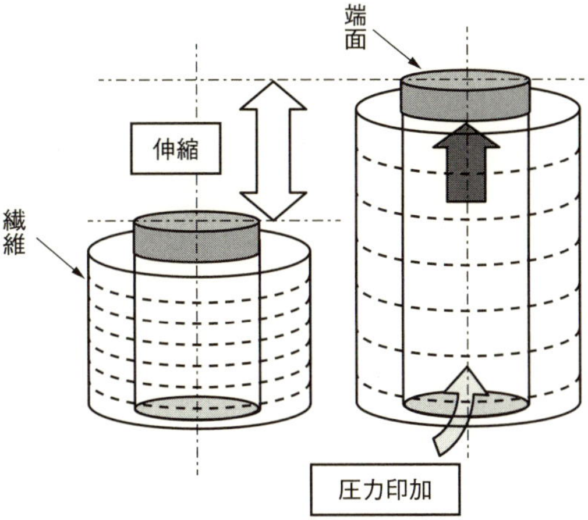

図 3.64　径方向に繊維が配向されたチューブの挙動

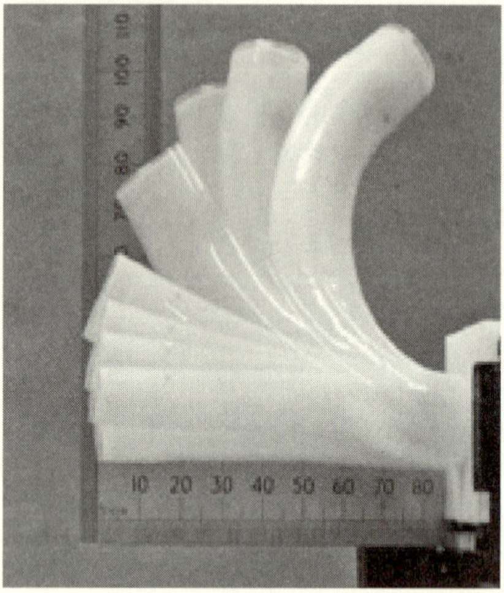

図 3.65　FMA の湾曲挙動の様子（岡山大学、鈴森ら）[31]

圧力を印加すると、印加された圧力室のみが軸方向に伸長する。結果的に印加された圧力室と反対方向に湾曲する。圧力室は 3 つあるため、それぞれの圧力を制御することで任意の方向に湾曲することができる。

以上より、FMA は、軸方向の伸張と 2 方向への湾曲で、3 自由度をもつアクチュエータとなる。**図 3.65** に FMA が湾曲する様子を示す。

（2）FMA の応用

FMA は現在まで様々な応用が提案されている。

例えば、**図 3.66** は 4 指マイクロハンドとして使用された例である。1 本当たり 3 自由度動くため、ナットやネジを締めることもできる。

また、**図 3.67** は水中ロボット用柔軟機能性胸鰭アクチュエータである。自由度の高い FMA を 3 本使用することで魚の複雑な鰭の動きを実現している。

（3）超小型アクチュエータ

FMA よりもさらに小さいアクチュエータについて紹介する。

精密機械加工による金型製造，エキシマ光によるゴム接着技術を用いることで全長数 mm レベルの超小型なアクチュエータ[32]が開発されている。このア

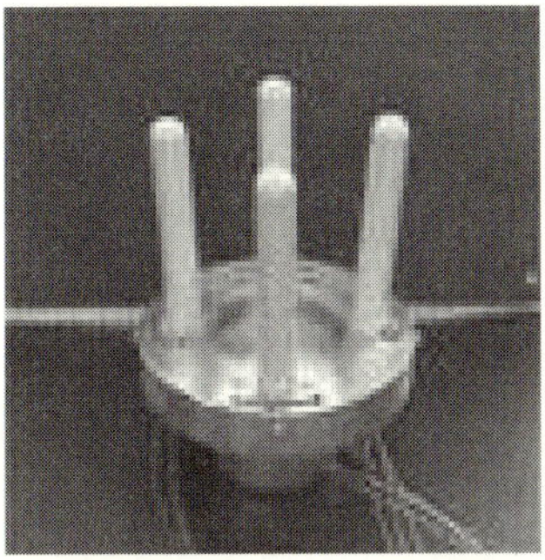

図3.66　FMAを用いたロボットハンド（岡山大学、鈴森ら）[31]

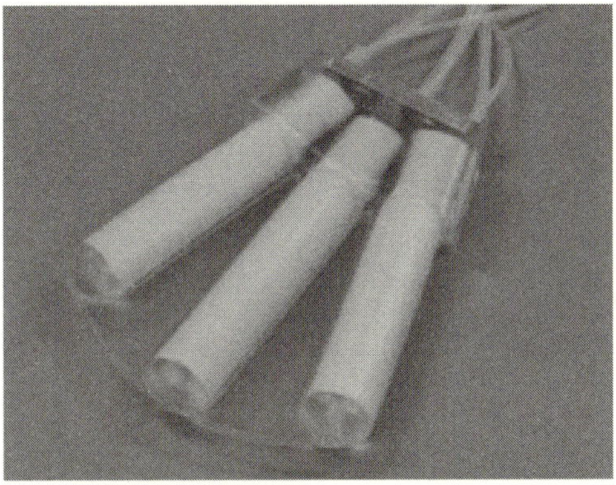

図3.67　水中ロボット用柔軟機能性胸鰭アクチュエータ（岡山大学、鈴森ら）[31]

クチュエータを**図3.68**に示す。このアクチュエータは、コンプレッサによる加圧、真空ポンプによる減圧により2方向に湾曲させることができ、魚卵などのデリケートな物体も把持することができる。今後はさらに小型化し、医療・薬学などのバイオテクノロジーの分野での応用が期待される。

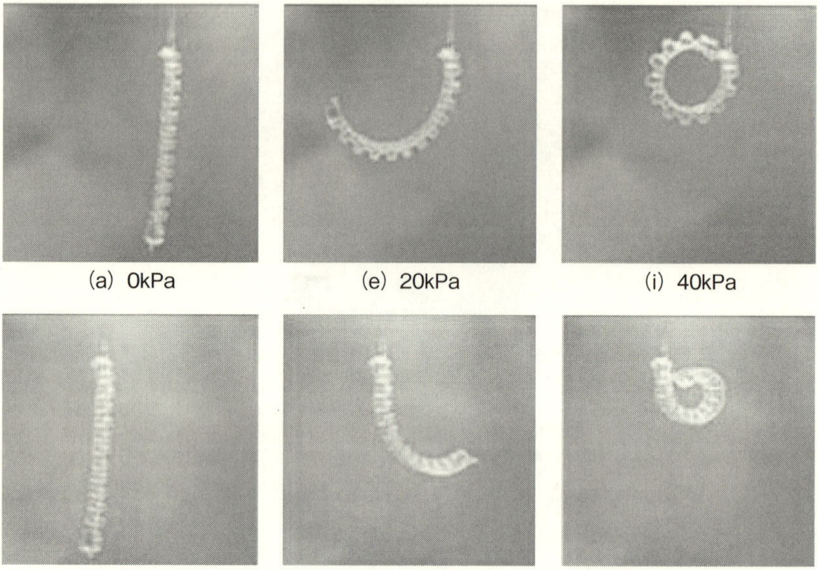

(a) 0kPa　(e) 20kPa　(i) 40kPa

(a) 0kPa　(e) −8kPa　(i) −16kPa

図 3.68　超小型アクチュエータ（岡山大学、鈴森ら）[32]

2. バルーン型腱駆動アクチュエータ[33]

(1) バルーン型腱駆動アクチュエータの駆動原理

次に紹介するのは、**図3.69**に示す**バルーン型腱駆動アクチュエータ**[33]である。このアクチュエータは、プレートとプレートの間にシリコーンからなる扁平チューブがはさまれており、この周りにナイロン繊維の腱が巻かれた構造となっている。

図3.70にその駆動原理を示す。チューブの内部に圧力が印加されると、扁平チューブはプレートの間に固定されているため、軸方向には伸びず、半径方向にのみ膨張する。一方、その周辺に巻かれた腱は、チューブの半径方向の膨張に従ってストロークが生まれる。本アクチュエータは、これを出力として利用している。なお、この構造はチューブと腱の間に大きな摩擦が生じやすいた

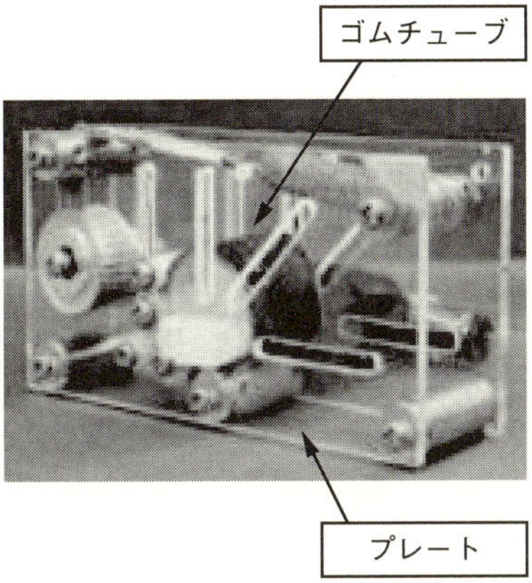

図 3.69　バルーン型腱駆動アクチュエータ
（関西学院大学、嵯峨研究室）[34]

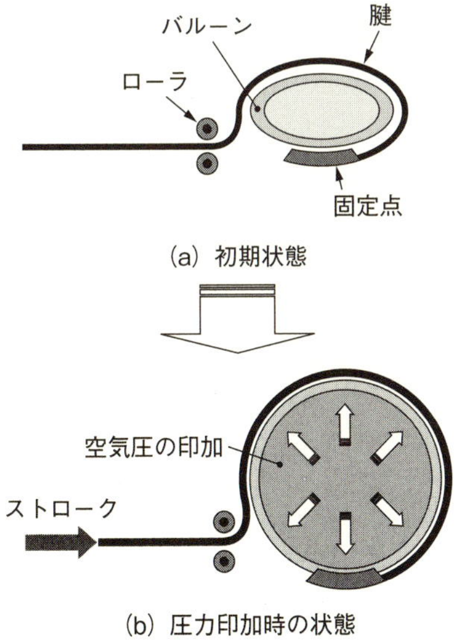

図 3.70　バルーン型腱駆動アクチュエータの駆動原理
（関西学院大学、嵯峨研究室）[34]

め、チューブの腱の間に「スリッパリーシート」という摩擦を低減させるシートが挟まれている。

(2) 駆動方式の種類[35]

このバルーン型腱駆動式アクチュエータには、バルーン（チューブ）と腱の配置によって主に2種類の駆動方式が存在する。一つは収縮量を重視した方式、もう一つは収縮力を重視した方式である。それぞれの方式の構造を**図 3.71** に示す。

まず、図 3.71(a)の収縮量を重視した方式は、腱の片方を固定点としているため、バルーンが半径方向の膨張した円周分をそのまま収縮量のストロークと

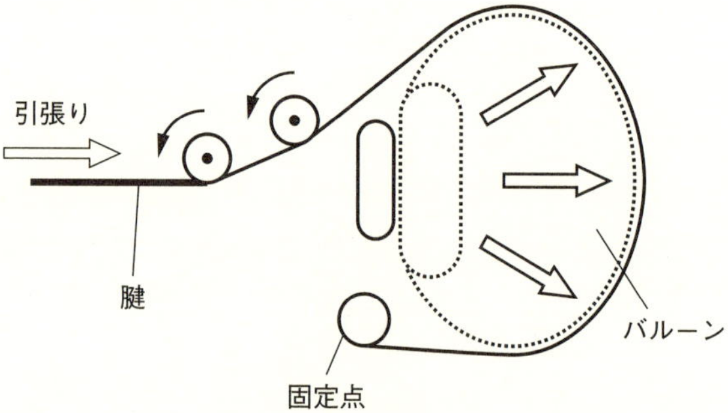

(a) 収縮量重視方式

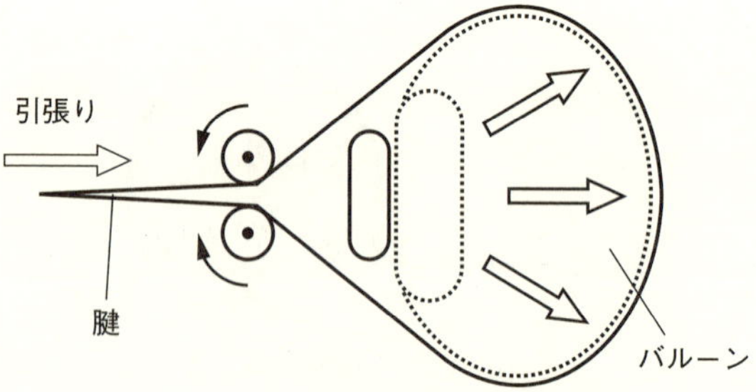

(b) 収縮力重視方式

図 3.71 駆動方式の種類（関西学院大学、嵯峨研究室）[34]

して取り出すことができる。一方、収縮力を重視した方式〔図 3.71(b)〕は、バルーンを包むようにして双方向から腱を引っ張るので、収縮量は半分になるものの収縮力が 2 倍になる。

(3) バルーン型腱駆動アクチュエータの応用例

バルーン型腱駆動アクチュエータは、柔らかく軽いだけでなく、動源が集中しておりコンパクトにまとめることができる。したがって、人間と協調するようなロボットメカトロニクスシステム、とりわけハンドや脚部などへの応用が期待できる。

図 3.72 は、本アクチュエータが搭載された 4 指ロボットハンドである。このロボットハンドは 4 つのアクチュエータが搭載されており、それぞれの指を独立に駆動させることができる。これらはすべてハンドの甲の部分に納めることができている。

また、**図 3.73** は、バルーン腱駆動型アクチュエータを用いた足関節拘縮予防器械である。この装置は、脳卒中発症直後に生じる弛緩性片麻痺の患者を対象とした、患者が個人用ベッドの上などで気軽に扱えるような装置として開発された。アクチュエータはコンパクトに収められており、このアクチュエータの働きにより足部の背屈動作のリハビリに有効であることがわかっている。

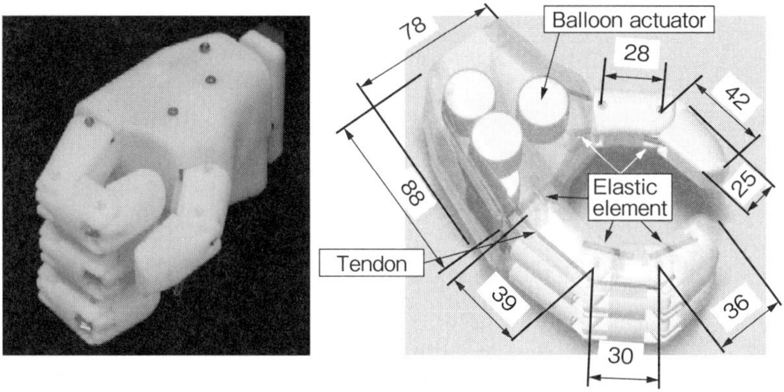

図 3.72　バルーン腱駆動型アクチュエータが搭載されたロボットハンド
(関西学院大学、嵯峨研究室)[34]

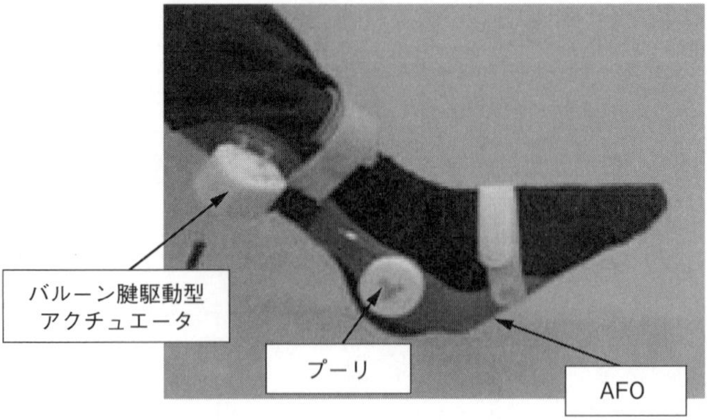

図 3.73　バルーン腱駆動型アクチュエータを用いた足関節拘縮予防器械
（関西学院大学、嵯峨研究室）[34]

3. 螺旋偏平形チューブアクチュエータ

（1）螺旋偏平形チューブアクチュエータの駆動原理[36]

図 3.74 に示す**螺旋扁平型チューブアクチュエータ**（Wound Tube Actuator。以下、**WTA**）は、文字通り、つぶれたチューブをらせん状に巻き上げた構造となっている。チューブ内部に圧力を印加すると、つぶれたチューブが円形に

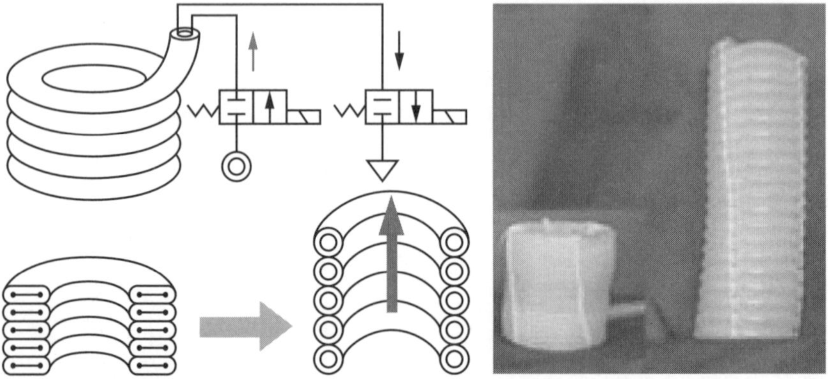

図 3.74　螺旋偏平形チューブアクチュエータ（東京工業大学、北川・塚越研究室）[37]

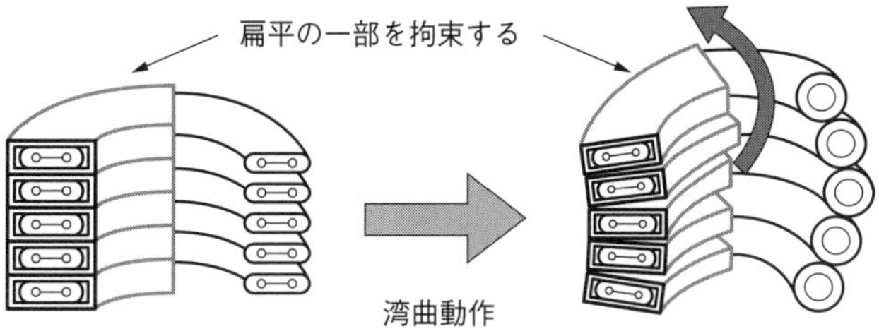

(a) WTAの湾曲動作

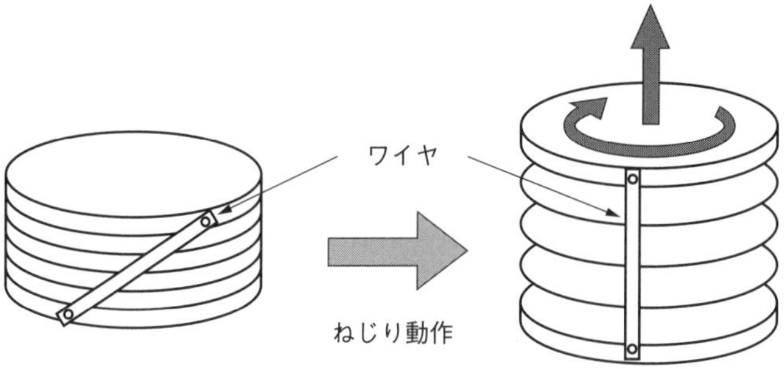

(b) WTAのねじり動作

図 3.75　螺旋偏平形チューブアクチュエータの湾曲・ねじり動作[37)]

復元され、全体が自然長の3倍近くまで伸長し、なおかつ柔軟な動作を生成することできる。

また、このアクチュエータは、**図 3.75** にあるように、一部の扁平を拘束したり、自然長時にワイヤを斜めに取り付けることによって湾曲やねじりの動きを実現することができる。

(2) 応用例

WTA は、内部が空洞である点や構造的に高い柔軟性をもっていることから、ウェアラブルな駆動装置として期待されている。

図 3.76 は、一部の扁平を拘束することで湾曲動作を得て指関節のリハビリテーションに利用した例である。

また、胴体や手首の捻転動作や下肢の運動支援などのウェアラブルアクチュエータの開発も行われている。**図 3.77** は、脳卒中などで片麻痺状態になった

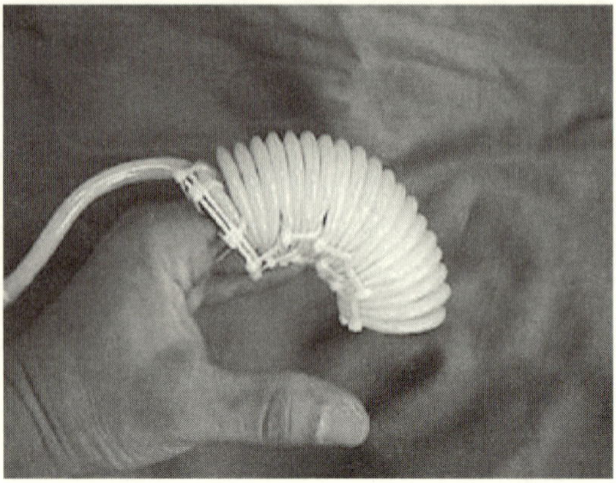

図 3.76　WTA を用いたウェアラブルなリハビリテーション装置（東京工業大学、北川・塚越研究室）[37]

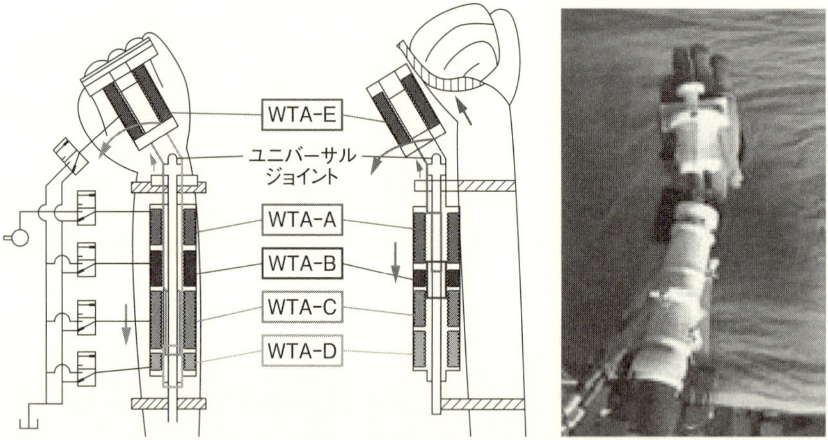

図 3.77　WTA を用いた手首の運動促進装置（東京工業大学、北川・塚越研究室）[38]

患者の拘縮を在宅で気軽に予防できる装置として開発された手首の運動促進装置である。前腕部に配置された 4 個の WTA の伸長力はワイヤの張力に変換されて、手首回りの 2 自由度回転動作を生成する。アクチュエータ自体にクッションのような柔軟性があり、手首に過大な負担がかからない。

4. フラットリングチューブ[38)]

（1）駆動原理

図 3.78 に**フラットリングチューブ**（以下、**FRT**）を示す。

FRT は、断面が潰れた扁平チューブを U 字形に折り、その形状を保つようにチューブの両端を束ねる。FRT の一端に流体圧力を印加すると、チューブが弓状にしなって図 3.78 のように座屈が生じ、その座屈点が流体とともに下流側へ移動し、やがて上流側にも新たな座屈を形成して周期的な自励振動が形成される。

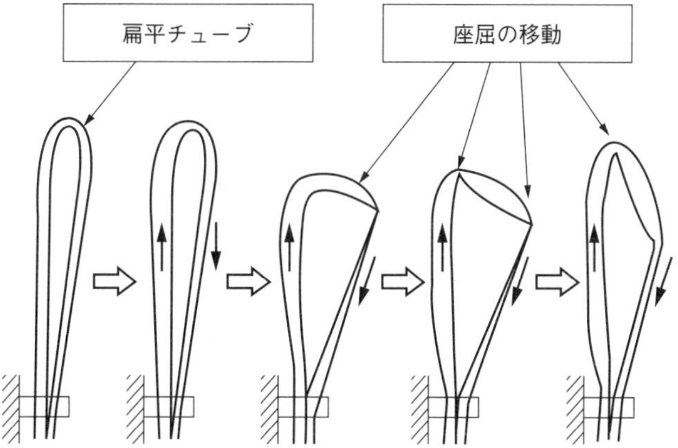

図 3.78　フラットリングチューブの駆動原理[39)]

（2）応用分野

この FRT のアクチュエータの動きの特徴は、座屈部の移動によりリングが細長くなったり円形に近い形になったりと「周期的」に変形することである。したがって、切換弁を用いずに振動し、接触点で一方向に回転力を生成する動きが可能となっている。したがって、**図 3.79** に示すようなウェアラブルな肩たたきの装置や、流体モータなどへの応用が期待できる。

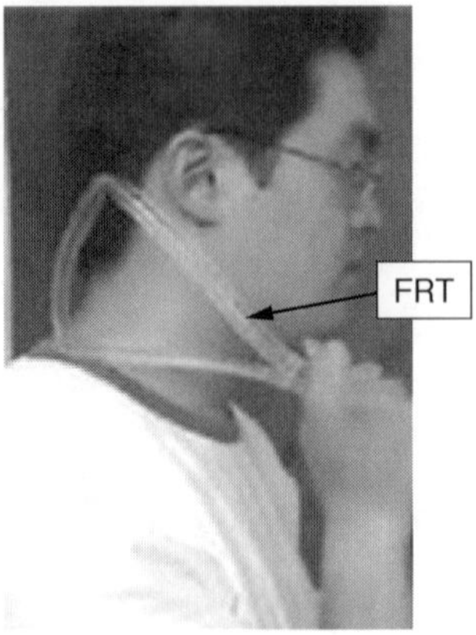

図 3.79　フラットリングチューブのマッサージ装置への応用
（東京工業大学　北川・塚越研究室）[39]

5. バブラ[40]

バブラ（bubbler）は、いくつかの連続した圧力室に周期的に圧力を印加することで表面に進行波を生じさせる機能をもつアクチュエータである。現在、**平面型**と**円筒型**が提案されている。ここでは平面型バブラについて述べる。

図 3.80 に**平面型バブラ**の概要を示す。平面型バブラはゴムによってできており、その内部に一列になした圧力室が設けてある。この圧力室に図のように周期的に圧力を印加していくことによって、表面部に設けられた突起部に楕円運動が生じ、表面に進行波が発生する。

応用例として、狭小平面内でのメンテナンス作業の駆動部や搬送機構としても使用することができる。

参　考　文　献

1) 日本機械学会編：機械工学便覧　C4　メカトロニクス、1989
2) T. Nakamura, N. Saga, and K. Yaegashi: Development of Pneumatic Artificial Muscle based on Biomechanical Characteristics, in *Proc. IEEE International*

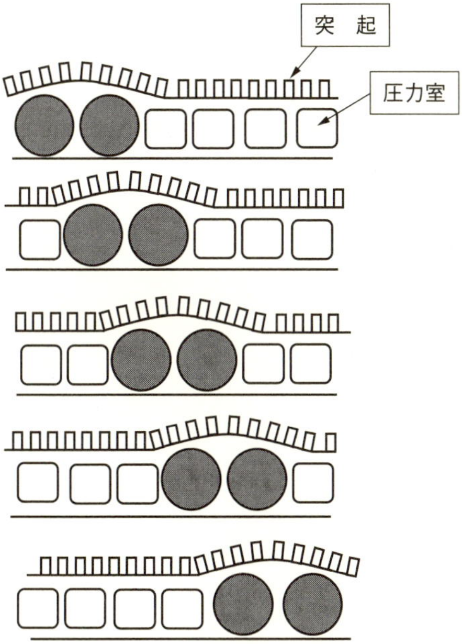

図 3.80　平面型バブラの概要[40)]

Conference on Industrial Technology (ICIT 2003), pp. 729–734, 2003.

3）V. L. Nickel, M. D. J. Perry, and A. L. Garrett: Development of useful function in the severely paralysed hand, in *Journal of Bone and Joint Surgery* 45A（5）, pp. 933–952, 1963.

4）則次俊郎ら：ゴム人工筋の制御性能、機学論 C,Vol. 60, No.570, pp.193–198.（1994）

5）C. P. Chou and B. Hannaford: “Static and Dynamic Characteristics of McKibben Pneumatic Artificial Muscles,” *Proc. of IEEE Int. Conf. on Robotics and Automation*, pp. 281–286, 1994.

6）小林 宏：ウェアラブルロボットの福祉機器への応用、日本ロボット学会誌 Vol.20, No.8, pp.27–30

7）http://kobalab.com/

8）則次、高岩、佐々木、末長：“ゴム人工筋を用いた立ち上がり動作支援パワーアシストウェア”ROBOMEC2008 学術講演会論文集（CD–ROM）2P2–F02、2008

9）http://mcrlab.mech.okayama–u.ac.jp/

10) 津山直一：監修、標準リハビリテーション医学、医学書院、2000
11) ゴム人工筋を用いたリハビリテーション支援ロボット（第1報 インピーダンス制御による訓練運動モードの実現）日本ロボット学会誌 13-1、141-148、1995
12) 北川能、他：三重点における相変化を利用した携帯空圧源の開発、日本フルードパワーシステム学会論文集、36 巻 6 号、pp.158-164、2005
13) 辻内伸好、小泉孝之、他：空気圧駆動による 5 指節電義手の開発、PO アカデミージャーナル、Vol. 15、No. 2、pp. 93-100、2007
14) http://www.squse.co.jp/business/autuator.html
15) 則次俊郎：空気圧ソフトアクチュエータと人間親和メカニズム　日本ロボット学会　Vol.21, No.7, pp.26-30
16) 川嶋 健嗣、豊田晃央：空気圧ロボットによる建設機械の遠隔操縦、日本フルードパワーシステム学会誌、Vol.33、No.6、pp.363-366、2002
17) http://www.rescuesystem.org/ddt/H15-report/pdf/3-6-3.pdf#search=' 建設機械遠隔操縦システム 人工筋 '
18) 加藤一郎　訳：人間の手足の制御、学献社、1968
19) Norihiko Saga, Taro Nakamura, et.al,: "Development of Artificial Muscle Actuator Reinforced by Kevlar Fiber", *2002 IEEE International Conference on Industrial Technology Proceedings*（ICIT2002）, pp.950-954, 2002.
20) 中村太郎、山本健二：アクチュエータ、特願 2007-126814、2007）
21) T. Nakamura: "Experimental Comparisons between McKibben Type Artificial Muscles and Straight Fibers Type Artificial Muscles," *SPIE Int. Conf. on Smart Structures, Devices and Systems III*, 2006.
22) Hiroki Tomori and Taro Nakamura: Theoretical Comparison of McKibben-Type Artificial Muscle and Novel Straight-Fiber-Type Artificial Muscle, *Int. J. of Automation Technology*, Vol. 5, No.4, pp.544-2011
23) Taro Nakamura and Hitomi Shinohara: "Position and Force Control Based on Mathematical Models of Pneumatic Artificial Muscles Reinforced by Straight Glass Fibers", *Proceedings of IEEE International Conference on Robotics and Automation*（ICRA 2007）pp. 4361-4366, 2007
24) Taro Nakamura, Daisuke Tanaka, Hiroyuki Maeda: "Joint Stiffness and Position Control of an Artificial Muscle Manipulator for Instantaneous Loads Using a Mechanical Equilibrium Model", *Advanced Robotics*, Vol.25, No.3, pp. 387-406, 2011
25) 戸森央貴、前田浩之、中村太郎：動特性モデルを考慮に入れた 6 自由度ゴム人工筋肉マニピュレータの軌道追従制御、日本機械学会論文集（C 編）77 巻 779 号 pp.2742-2775、2011
26) Hiroyuki Maeda, Hidekazu Nagai, and Taro Nakamura: Development of a 6-

DOF Manipulator Actuated with a Straight–Fiber–Type Artificial Muscle, *Proceedings of IEEE/RSJ 2008 International Conference on Intelligent Robots and Systems*（IROS2009）, pp.607–612, 2009

27）Taro Nakamura, Kazuyuki Suzuki: “Development of a Peristaltic Pump Based on Bowel Peristalsis using Artificial Rubber Muscle”, *Advanced Robotics*, Vol.25, No.3, pp. 371–385, 2011

28）Y. Hidaka, T. Nakamura and Y. Hori: Peristaltic crawling robot with artificial rubber muscles for large intestine endoscopy, *Proceedings of 12th International Conference on Climbing and Walking Robots and the Support Technologies for Mobile Machines*（CLAWAR2009）, pp.225–232, 2008

29）木村 大和人、中村 太郎：ワイヤー型人工筋肉を用いたロボットフィンガーの開発、ロボティクス・メカトロニクス講演会 '10 講演論文集、2A2–C18、2010.

30）鈴森康一：フレキシブルマイクロアクチュエータに関する研究：第1報 ,3 自由度アクチュエータの静特性、日本機械学会論文誌 C 編　55 巻 158 号、pp.2547–2552、1989

31）http://www.act.sys.okayama–u.ac.jp/kouseigaku/research/endo_fin_actuator_07/endo_fin_actuator–j.html

32）http://www.act.sys.okayama–u.ac.jp/kouseigaku/research/2009/flexible/mini

33）Norihiko Saga, Jun–ya Nagase: Development of a Tendon Driven System Using a Pneumatic Balloon, *2005 IEEE International Conference on Mechatronics and Automation*（ICMA2005）, pp.1087–1092

34）http://ist.ksc.kwansei.ac.jp/~nagase/balloon_PFC.pdf

35）齋藤直樹、嵯峨宣彦、永瀬純也：空気圧バルーン型腱駆動システムの腱配置と出力特性変化に関する考察日本機械学会論文集（C 編）、第 74 巻第 743 号、p.p. 1804–1809

36）塚越秀行、北川　能：チューブ型アクチュエータによるウェアラブルフルードパワー（その 2）フルードパワー、17 巻 3 号、pp.32–38、2003

37）http://www.cm.ctrl.titech.ac.jp/study/wta/home–e.html

38）塚越秀行、田圃圭祐、千葉寛之、北川　能：FRT（Flat Ring Tube）：水道圧による自励振動アクチュエータ、フルードパワーシステムワークショップ講演論文集、pp.31–32、2008

39）http://www.cm.ctrl.titech.ac.jp/

40）濱隆行、鈴森康一、神田岳文：大腸内視鏡誘導薄肉 bubbler アクチュエータの試作・評価 ロボティクス・メカトロニクス講演会 2005、1P2–S–079、2005

第4章

高分子人工筋肉

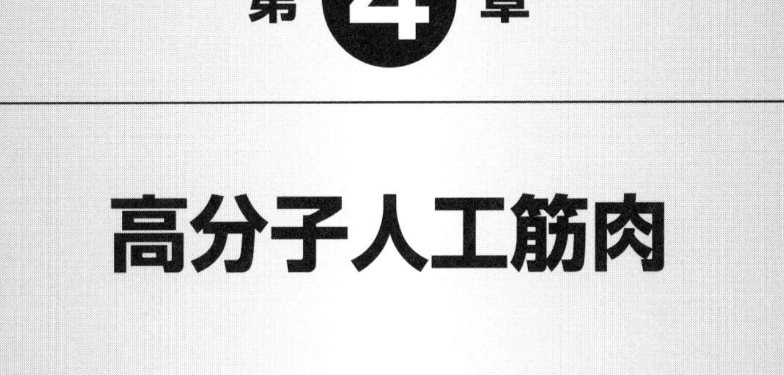

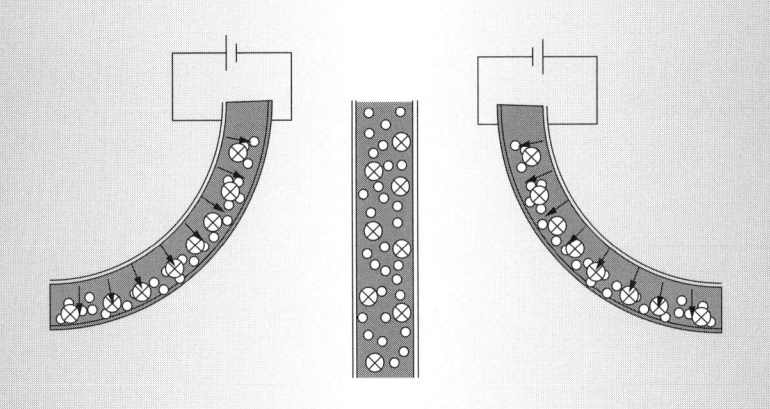

高分子人工筋肉の研究の歴史

高分子人工筋肉は、外部刺激入力（電気、磁気、光、温度など）によって機械的な運動をする高分子アクチュエータのことをさす。多くは、化学的な作用によって直接力学的エネルギに変換されるアクチュエータが多く、あたかも生物の筋肉のような挙動を示すこともあり、人工筋肉を実現する次世代のアクチュエータとしての期待が集まっている。

歴史的には、1940 年代後半に高分子電解質の機械化学的変性について研究が始まり、1950 年に Katchalsky によって文献 1）のような論文が掲載されてから、化学的な作用によって駆動するアクチュエータが提案された。それ以来、基礎研究として種々の研究が行われ、1980 年代に動電現象による電気収縮や電圧印加による相転移現象などの研究により、高分子系、とりわけゲルを用いた人工筋肉の基礎が作られた。その後、1990 年代に入り、イオン性高分子ゲルを用いたアクチュエータなど、実際のアクチュエータとして様々な分野で応用されるにいたっている。しかし、材料自体が柔軟すぎるためエネルギ密度に限界がある点や強い非線形性などにより、数例を除いて実用化までは至っていないのが現状である。

高分子人工筋肉の分類

1. 高分子人工筋肉の種類

高分子人工筋肉は、まず駆動される外部刺激入力によって分類することができる。

表4.1 に、現在まで提案されている主な高分子人工筋肉の特性を示す[2]。この表より、現在まで報告されている主な外部刺激として、溶液の濃度、温度、PH、電場、磁場、光などがある。また、例えば同じ電場印加による入力でも、イオンの移動や pH の変化、炭素原子間距離の変化など、動作原理が違う。したがって、高分子人工筋肉には様々な種類の様式が提案されており、評価方法も統一されていないため、正確な分類が難しい。また、それぞれの具体的な応用事例などが少ないことからも、モータなどの一般的なアクチュエータに比べ、まだまだサイエンス的な要素が強く、成熟した技術分野でないことも伺える。(逆に言えば、今後まだまだ伸びしろのある分野であるといえる。)

また、表4.1 には参考までに筋肉の特性についても比較してある。応答速度、変位の大きさ、発生力ともに、筋肉の出力を実現できるような高分子人工筋肉は開発されていないことも分かるであろう。

2. 電気駆動型高分子人工筋肉の分類

高分子人工筋肉の開発初期の頃は、その入力が濃度や温度であったが、次第に電場による駆動方式が主流になってきた。外部刺激入力を電場にすることで、アクチュエータの一つとしてメカトロニクス機器に組み込みやすいことや、駆動部を電極のみの構造で構成できるため、小型・軽量化が望めることがメリットである。

このような電場で駆動する高分子人工筋肉を**電気駆動型ポリマー（EAP：**

表 4.1　主な高分子人工筋肉の特性[2)]

入力	構成要素（溶媒・構成要素・製造法）	運動方法	動作原理	応答速度	変位の大きさ	発生力	開発者（開発年）
濃度	溶媒：LiBr 構成要素：コラーゲン繊維		秩序—無秩序転移	20s			Katchalsky（1966）
温度	溶媒：PEG 水溶液 構成要素：PMAA	伸縮	コンフォメーション変化				長田（1975）
温度	溶媒：水 構成要素：PVME をγ線架橋	収縮	ファンデルワールス力、疎水性相互作用	10 秒～1 分（38 ℃）	200 %（低温で膨潤）	0.3gf（200μm） 発生出力 10mW/g	平佐（1986）
pH	構成要素：加水分解 PAN ゲル繊維	体積変化			70～90 %収縮（pH11 以上で膨潤、3 以下で収縮）	2MPa 出力密度 10mW/cm^3	奥居（1991）
電場	構成要素：加水分解ポリアクリルアミドゲル	収縮	pH の変化				田中（1982）
電場	溶媒：DMSO 液 構成要素：PVA グルタルアルデヒド架橋ゲル	収縮		0.1s（数百 V）	ひずみ 1 %	100Pa	平井（1991）
電場	溶媒：Na +、Li +、テトラ n ブチルアンモニウム 構成要素：Nafion117 パーフルオロスルホン酸膜白金メッキ	屈曲	イオンの移動による体積変化	200Hz（1.5V）	数 mm（1mm × 20mm 片もち梁）	60mgf（1mm × 20mm 片もち梁）	小黒（1992）
電場	溶媒：電解液 構成要素：カーボンナノチューブ	屈曲	炭素原子間距離変化		ひずみ 1 %		Baughman（1999）
磁場	構成要素：Ferroge	体積変化	コロイド粒子の集結			5mJ（3g ゲル）	Zrinyi（1999）
光	構成要素：アゾベンゼン-ポリアクリル酸エチルゴム	伸縮	光異性化	1ms	紫外線で収縮（0.2 %）、可視光線で伸張		
	溶媒：生理食塩水 構成要素：筋肉	収縮	ミオシンとアクチンによる相互作用	30ms～200ms	収縮率 20～50 %	カエル：2kgf/cm^2 人間：5～102kgf/cm^2、出力密度 100～500W/cm^3	

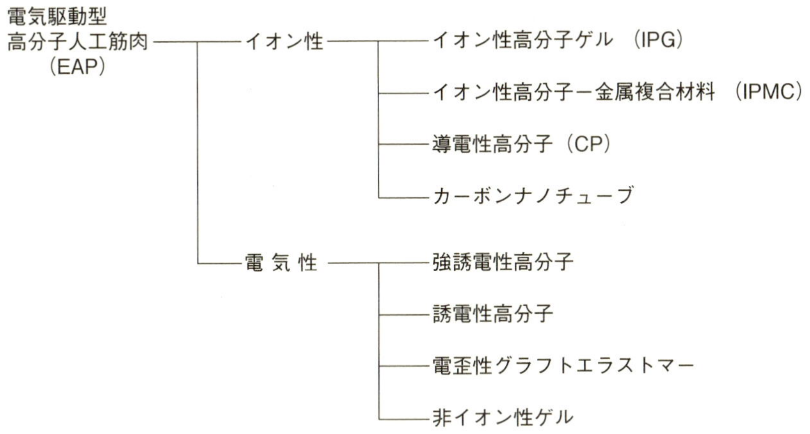

図 4.1　電気駆動型高分子人工筋肉の分類

Electro-active Polymer）という。このEAPは、幾何学的なデザインによって屈曲や伸張・収縮といった運動を自由に決定することができる。特にバイオミメティクス（生物模倣）の分野において注目を集め、後述のようにいくつかの応用例がある。

この高分子人工筋肉は、駆動メカニズムによって大きく2種類のグループに分類される。高分子人工筋肉の分類を**図 4.1** に示す。一つは導電性材料を用いた**イオン性高分子人工筋肉**、もう一つは誘電材料をベースとした**電気性高分子人工筋肉**である。電気性高分子人工筋肉は電気性（電歪性、静電性、圧電性、強誘電性）ポリマーで構成されており、非常に高い駆動電場が必要となる。しかし、応答がすばやく空気中で操作することができる。一方、イオン性高分子人工筋肉はイオン性材料（ゲル、ポリマー・金属混合物、導電性ポリマー）からなり、1〜5Vの非常に低い電圧でよいが、常に水分を保持しておく必要があるといった欠点もある。

本章では、様々な人工筋肉の中から、特に電場によって駆動し、メカトロニクスの関連からも種々の応用例が見られるこれら2種類の高分子人工筋肉を紹介していく。

イオン性高分子人工筋肉

イオン性高分子人工筋肉は、駆動原理が直感的であり、低電圧で駆動することからメカトロニクス機器に組み込みやすく、ロボット系の分野から最も身近な高分子人工筋肉として扱われている。応用分野も多く、今後の開発が期待される高分子人工筋肉の一つである。

1. イオン性高分子人工筋肉の駆動原理

図 4.2 にイオン性高分子人工筋肉の駆動原理を示す[2),3)]。この図に示されるように、人工筋肉はフッ素系イオン交換樹脂などの高分子電解質ゲルに白金などの柔軟な薄膜電極を接合した接合体である。この電解質ゲルは含水率の増加によって膨潤することから、このタイプの人工筋肉は水中もしくは空気中のウェットな環境で保存する必要がある。

電極から電圧を印加すると、ゲル中の陽イオンが水を伴って陰極側に移動し、含水量に偏りが生じて屈曲し、機械的運動が得られる。また、電場の極性を反転させることで逆方向に屈曲する。

このイオン性高分子人工筋肉が動作するためには、コンデンサのような電気分極の状態やゲルと電極の界面特性が重要であり、薄膜電極と高分子電解質ゲルの相性や接合方法によって特性が大きく変化する。

一方、イオン性高分子人工筋肉のモデル化に関する検討も進んでいる。一例として、**図 4.3** に代表的なイオン性高分子人工筋肉である **ICPF**（Nafion-Pt）を用いたモデル手法を示す[2),4)]。なお、本モデルは、分子レベルからのミクロ的なモデル化ではなく、高分子人工筋肉を機械要素としてみたてたマクロ的なモデリングを試みている。具体的には、以下のプロセスを仮定している。

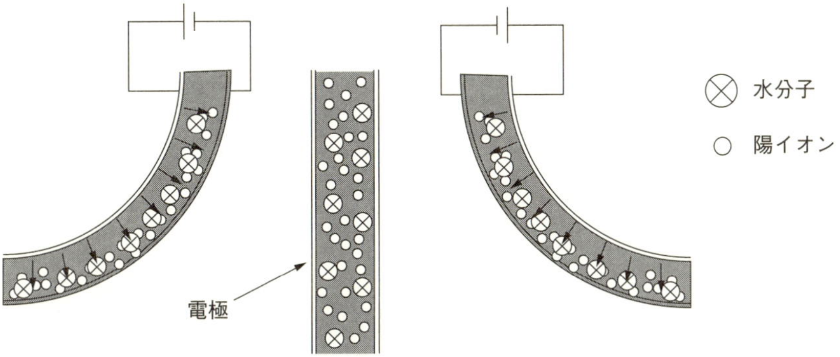

図 4.2　イオン性高分子人工筋肉の駆動原理[2)]

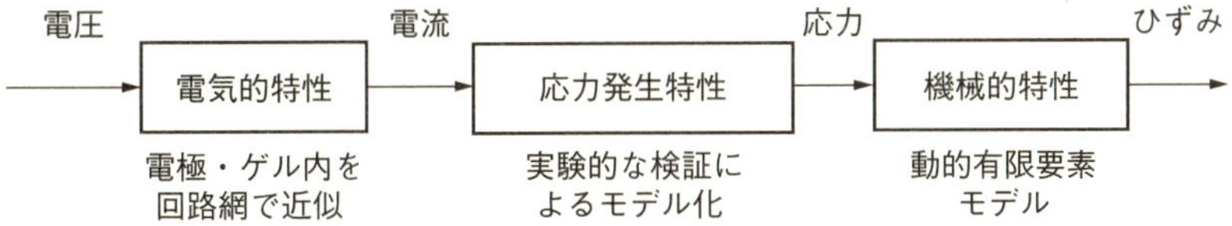

(a) モデル化の流れ

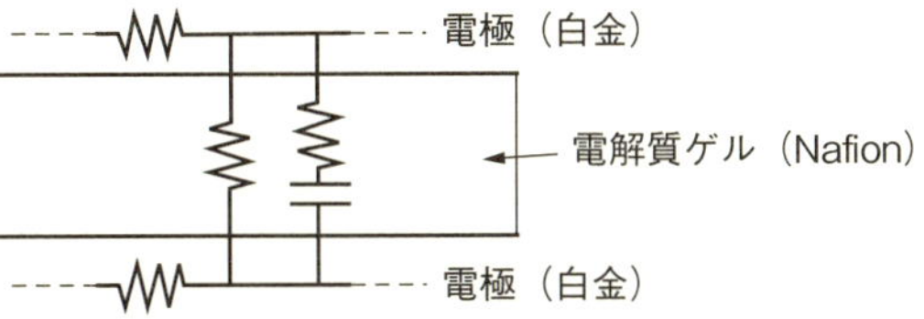

(b) 電極・ゲル内の電気回路網

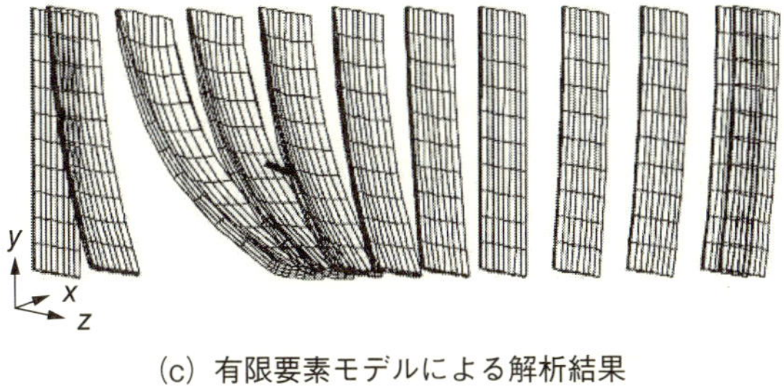

(c) 有限要素モデルによる解析結果

図 4.3　ICPF のモデリング[2),4)]

① 電圧の印加により電流が発生。

② 高分子電解質ゲルに電流が印加されると、その表面に内部応力が発生。

③ 応力に伴いゲルおよび電極の機械的特性によりひずみ（屈曲）が生じる。

ここで①の電気的な特性としては、図 4.3（b）で示されるような抵抗とコンデンサによる回路網を用いて検討している。さらに、②は実験的な検証によるモデル化により検討した。最後に③については、レーレ減衰を仮定した動的有限要素モデルを用いて検討された。結果として、図 4.3（c）のような屈曲動作が再現され、実験とシミュレーションの定量的な一致が確認されている。

2. 代表的なイオン性高分子材料[2),3)]

イオン性高分子材料は電極と電解質ゲルからなり、それぞれの材料の選定は重要な要素の一つである。まず、電解質ゲルに関する主な材料の特徴を見ていく。

（1）イオン性高分子–金属複合材料（IPMC）

イオン性高分子–金属複合材料（IPMC）は、ロボット工学やメカトロニクスの分野では ICPF と呼ばれているが、双方は同一の人工筋肉である。この人工筋肉は、パーフルオロスルホン酸膜（Nafion）の表面に白金を無電解めっきした構造をもつ。この駆動原理は、燃料電池の電荷貯蔵機構の逆の行程を用いており、熱的、化学的に極めて安定で、電気化学的特性も非常に優れている。近年、その構造が飛躍的に改善され、高分子アクチュエータとして扱いやすい人工筋肉となっている。

この人工筋肉の特徴として、

① 非常に低電圧（1～5V）で駆動する

② 変位が大きく、応答が速い（応答周波数 200Hz 以上）

③ 繰り返しの耐久性が高い（100 万回）

が挙げられる。

このためメカトロニクスの分野ではよく使用されている。応用分野も多く、今後の実用化が期待される人工筋肉である。

(2) 導電性高分子(CP)

導電性高分子(CP)は酸化・還元サイクル中に起こるカウンターイオンの可逆的なドーピングと脱ドーピングによって屈曲などの機械的な駆動を実現する。

この人工筋肉は、2つの導電性高分子にサンドイッチ型素子(ポリピロールなど)が挟まれた構造をもつ。電極に電圧を印加すると陰極で酸化し、陽極で還元が発生する。このとき、イオンは電気的バランスを保つため電極と電解質の間を移動し拡散する。イオンの移動により図4.2のようにイオンの偏りが生じ、片方が膨潤、もう片方が収縮し、結果的に屈曲運動が行われる。

現在のところ、軸方向のひずみの小ささや応答時間の遅さといった観点から、今後の開発が期待される。

3. メカトロデバイスとしての構造デザイン[3)]

イオン性高分子人工筋肉は、屈曲運動するものが多い。しかしながら、メカトロニクスの基本的な運動は直動と回転であり、これらの運動も実現することができれば、アクチュエータとしての適用範囲も広がる。本人工筋肉の屈曲運動を活かした構造デザインを紹介する。

図4.4にイオン性高分子人工筋肉の組合せによる運動パターンを示す。この図のように屈曲運動をうまく活かした楕円運動や3次元運動をはじめ、いくつかの人工筋肉を組み合わせることで回転運動や直動の伸縮運動を生み出すことができる。

4. イオン性高分子人工筋肉の特徴

まず、イオン性高分子人工筋肉の長所として以下の点が挙げられる。

① 駆動電圧が電気性高分子人工筋肉に比べて格段に小さい。

② アクティブな屈曲が実現できるため電圧極性に応じて2方向に制御することができる。

一方、短所として以下の4点が挙げられる。

① 一般的に応答が遅い(数秒単位、ただしIPMCは数百msの応答ができ

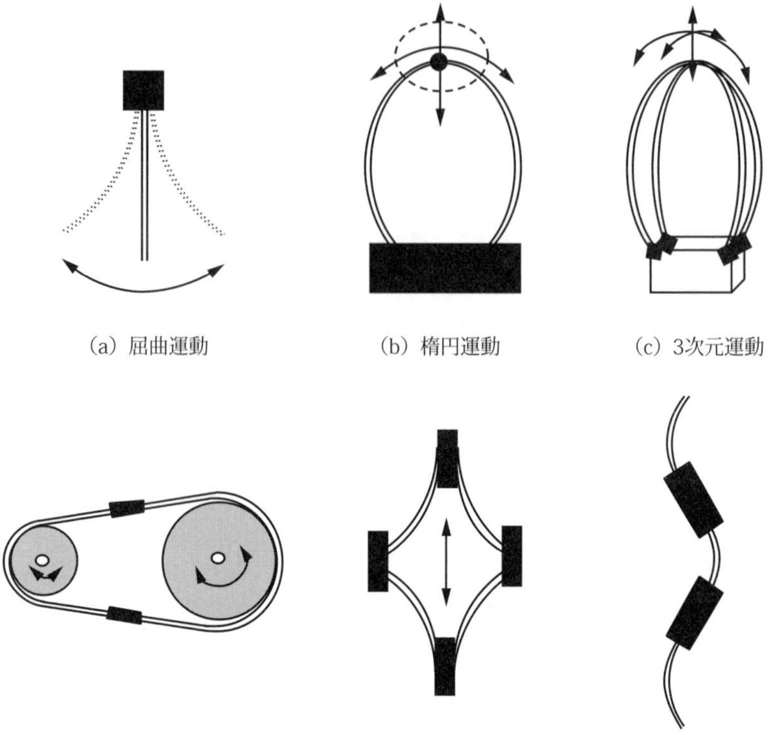

(a) 屈曲運動　(b) 楕円運動　(c) 3次元運動

(d) 無限回転運動　(e) 直動運動　(f) 蛇行運動

図 4.4　イオン性高分子人工筋肉の組合せによる運動形体[3)]

る)。

② 基本的には水中で駆動するものが多く、空気中での操作においても電解質に注意が必要となる。

③ ヒステリシスが大きく、大きな非線形性を有することから制御が難しい。

④ このタイプの多くの人工筋肉は屈曲駆動のみである。直動や回転といったアクチュエータとしての基本的な運動を得るためには、複数の人工筋肉が要する必要がある

電気性高分子人工筋肉

1. 電気性高分子人工筋肉の駆動原理

電気性高分子人工筋肉は、誘電高分子材料をベースとした人工筋肉である。

誘電性の高い材料というのはすなわち、絶縁性の高い材料と置き換えてもいいだろう。誘電性高分子は、誘電特性をもつセラミックなどと比べても弾性率が低いため、電極間に高い電場を印加すると電極上における自由電子間の静電相互作用（**クーロン効果**）によって大変形を示す。

たとえば**図 4.5**[3]のように、シリコーンゴムなどの非常に柔らかい誘電高分子材料の薄膜を作製し、それを導電性炭素油脂でできたような電極ではさんで電場を印加すると、電極は引き合う方向に力が加わるため、誘電材料の厚みは減少し面積が拡張する。再び電場を切ると、高分子材料自身の弾性により元の形状に回復する。本人工筋肉は、この変形量をアクチュエータとして用いる。したがって、イオン性の高分子人工筋肉のように材料自体にアクティブな駆動特性を有しているわけではなく、電気力学的な現象と材料の弾性力によって駆

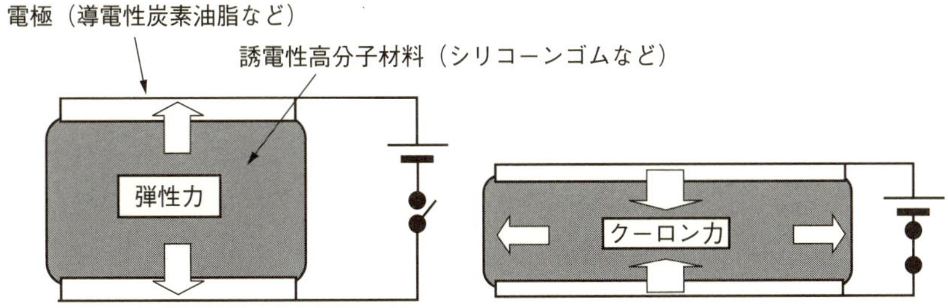

(a) 無電場状態　　(b) 電場印加状態

図 4.5　誘電性高分子人工筋肉の駆動原理[3]

動力を得るようなアクチュエータであるといえる。

このような電極の自由電荷間に働くクーロン力はマクスウェル応力に相当する。したがって、誘電高分子材料の弾性力との力学的な平衡を考慮すると以下のような式が導かれる。

$$S = -\frac{1}{Y}\varepsilon_0\varepsilon_r E^2 \qquad \cdots\cdots(4.1)$$

ここで、S は誘電材料の電極方向ひずみ、Y はヤング率（弾性率）、E は電場強度、ε_0、ε_r はそれぞれ、真空の誘電率、誘電材料の比誘電率である。上式のように、電気性の高分子人工筋肉の収縮は電場の 2 乗に比例し、ヤング率に反比例することが分かる。

よって、このタイプの人工筋肉がアクチュエータとして高い出力を得るためには、力学的に柔らかく電気的に高い絶縁能力をもっている必要がある。また、あらかじめ電場の印加前の材料を外力により伸張させておくことで、より大きな出力が得られるような種類の材料も存在する。

2. 代表的な電気性高分子材料[3)]

（1）誘電性高分子

人工筋肉の誘電性高分子として、弾性率が低く絶縁性の高い誘電性エラストマーがよく使用される。特にアクリルゴムやシリコーンゴムは、電場に対して容易に応答し、EAP の材料の中でも最も大きい変形動作を示す。例えば、アクリルゴムは、400V/ μ mで最大 60 %～70 %程度のひずみが生じる。

（2）強誘電性高分子

強誘電性高分子とは、自発的に電気分極することができ、かつ外部からの電界によって電極方向を反転させることのできる高分子材料をさす。代表的な高分子材料として、PVDF や PVF2（ポリビニリデンフルオライドおよびその共重合体）が知られている。

この材料の特徴は、空気中、真空中、水中などで使用可能であり、応答速度が速い。しかし弾性率が高いため、誘電性高分子よりも大きな力が出ると想像できるが変形量が小さい。この意味で、高分子人工筋肉の中では比較的圧電素子に似た挙動を示すといえる。現在は、かなり低い電圧で作動することができるような強誘電性高分子も開発されている。

(3) 非イオン性ゲル[5),6)]

非イオン性ゲルは、誘電性の溶媒を含んだ高分子ゲルである。例えば、誘電性の溶媒としてジメチルスルホキシド（DMSO）を膨潤したポリビニルアルコール（PVC）ゲルに電場を印加すると、250V/mm の電場を印加したときに収縮率が 8 %にも達した。また、その収縮速度は 0.1 秒ほどであった。この収縮は他の誘電性高分子材料と比べてもきわめて大きい値である。

溶媒として用いた DMSO は、非常に誘電率の高い液体であり、PVA の膨潤溶剤として用いられている。このゲルは、DMSO の溶媒含有率が 98 %と非常に高度に膨潤したゲルとなっている。また、電極として金箔を貼り付けることで大きな屈曲が可能となり、発生するひずみは 140 %に達する。このような大きな変形は、溶媒である DMSO が高電場下においてイオンドラックを起こし移動することで、PVC ゲルが伸展した状態と収斂した状態が作られ電場方向に屈曲することが、X 線の小角散乱からも得られている（**図 4.6**）。

現在、PVC と可塑剤のアジピン酸ジブチル（DBA）を溶媒テトラヒドロフラン（THF）中で混合した PVC–DBA ゲルも生成されており、安定した出力

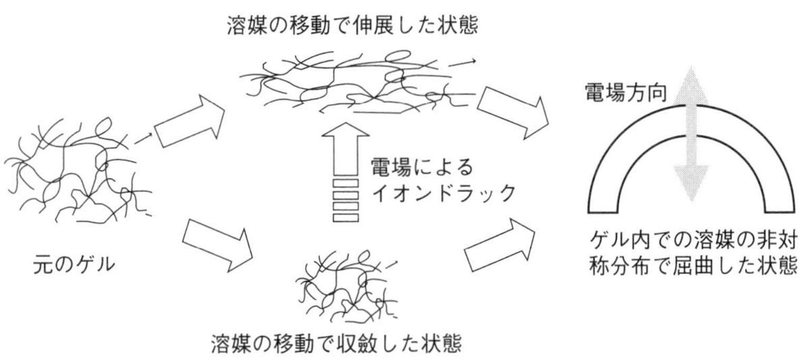

図 4.6　PVA–DMSO ゲルの電場による屈曲変形の原理[5),6)]

が得られている。

3. 電極配置

近年、インクジェットプリントなどのマイクロ積層が可能となり、誘電性高分子と電極の集積化が可能となったため、本人工筋肉のアクチュエータとしての有用性が高まってきている。現在まで、平面型、筒型、巻き筒型、螺旋型、バイモルフ型、メッシュ積層型などが提案されている。

(1) 円筒型・巻き型[3]

図 4.7 に誘電性エラストマーで用いられている筒型および巻き型の電極配置を示す。

この図より、まず、誘電エラストマーを導電性高分子などの柔軟性のある電極に挟み込むように固定し電極シートを作製する。このシートを円筒形状や多重円筒状に丸めたのが**円筒型**である。また、シートを巻くように構成したのが

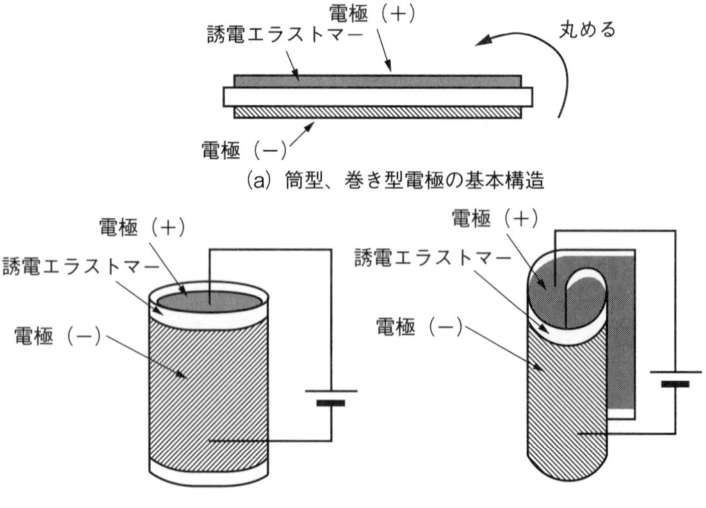

(a) 筒型、巻き型電極の基本構造

(b) 円筒型電極　(c) 巻き型電極

図 4.7　円筒型電極と巻き型電極の構造[3]

巻き型である。これらは、電場が印加されると、電極に挟まれた誘電エラストマーが伸びる方向に変形するので、アクチュエータとしては直線的に伸張する方向に駆動する。また、中空円筒状のエラストマーの内壁に螺旋状の電極対を挿入した構造をもつ**螺旋型**は、電場を印加すると螺旋状の電極対が引き合う方向に働くので収縮動作を行い、人間の筋肉と同様の動きが可能となる。

（2）メッシュ電極型[7]

図 4.8 に非イオン性ゲルで用いられているメッシュ積層型の電極を示す。この構造は、プラス側にメッシュ状の電極を採用し、これを挟むようにしてPVC–DVA ゲルとステンレス箔（マイナス側）を配置している。電極に電場が印加されていない場合、メッシュの隙間に空間ができた状態となっている。電場が印加されると、ゲルはプラス電極側に引き寄せられ、メッシュでできた空間が埋まり、結果的に電場方向に収縮する。

また**図 4.9** に示すように、これを何層も積層することにより大きな変位を生み出すことができる。

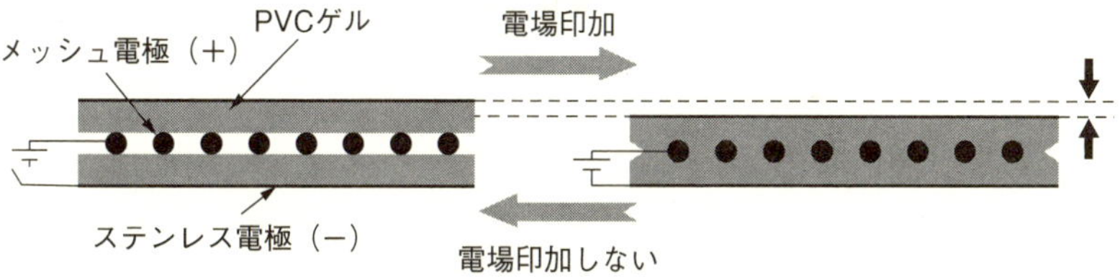

図 4.8　メッシュ電極構造（信州大学、橋本研究室）[8]

4. 電気性高分子人工筋肉の特徴

電気性高分子人工筋肉の利点として以下の点が挙げられる。

① 出力がイオン性高分子人工筋肉と比べて大きく、応答が速い。

② 空気中での動作が可能である。

③ 収縮や屈曲など電極配置によってその挙動を自由にデザインできる。

④ 誘電性をもっていることからコンデンサとしての役割も果たすため、電

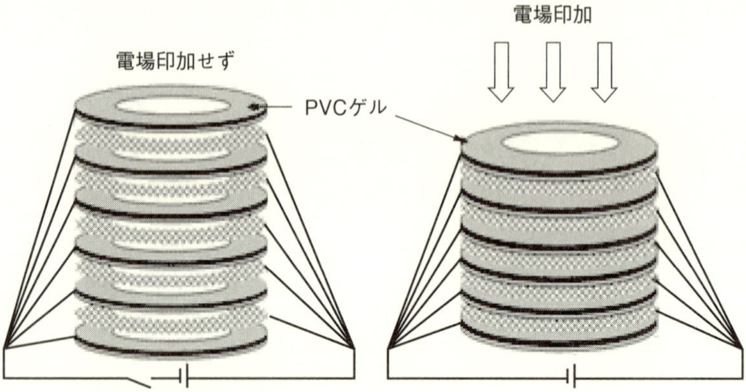

図 4.9　メッシュ状電極の積層構造（信州大学、橋本研究室）[8)]

荷の量を計測することでアクチュエータであると同時にセンサとしても使用することができる。

一方、短所としては以下の 3 点が挙げられる。

① 誘電性の高分子を用いているため駆動に高電圧が必要である。通常のメカトロニクス機器は数十 V 程度の電圧で駆動していることが多い。したがって、このアクチュエータをメカトロニクス機器に組み込む場合、昇圧装置が必要となる。

② 電圧が高いため電極間距離を小さくすることが多く、常に絶縁破壊などを気にして駆動しなければならない。近年は強誘電性高分子などの材料を開発することで、印加する電圧はだいぶ低くなってきているが、イオン性の高分子人工筋肉に比べるとまだまだ高い。

③ 駆動する温度範囲が比較的狭い。これは高分子の弾性係数が温度に依存することはもちろんだが、キュリー温度周辺では自発分極や圧電特性を失うため高温度の適用には適さない。

高分子人工筋肉の応用例

高分子人工筋肉は、電気駆動し軽いことからマイクロ領域での適用を中心に様々な応用例が見られる。本項ではイオン性と電気性の各高分子人工筋肉の応用例についてみていく。

1. イオン性高分子人工筋肉の応用例

(1) マイクロ能動カテーテル[9]

複雑な脳外科手術において、直径が数 mm 以下の血管の分岐点で自由に進路を選択でき、動脈瘤内に進入できるようなカテーテルが求められている。そこで、ICPF をマイクロアクチュエータとしてカテーテルのガイドワイヤの先

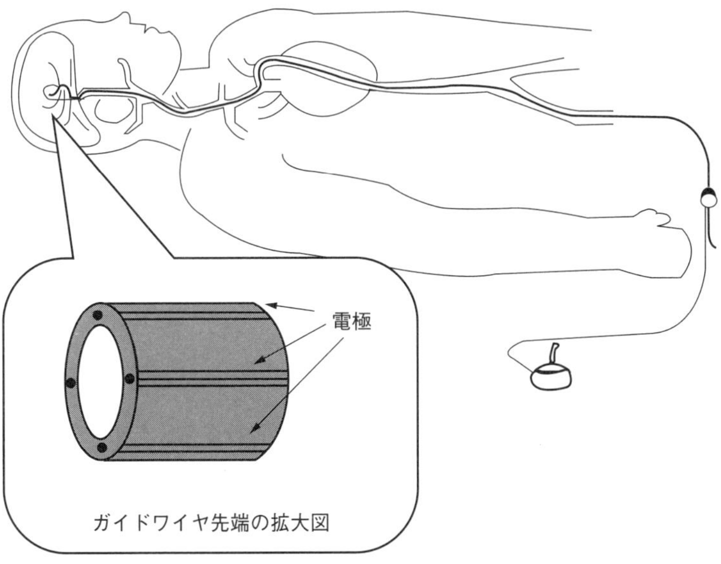

図 4.10　ICPF を用いたマイクロ能動カテーテルの概要図（イーメックス）[9]

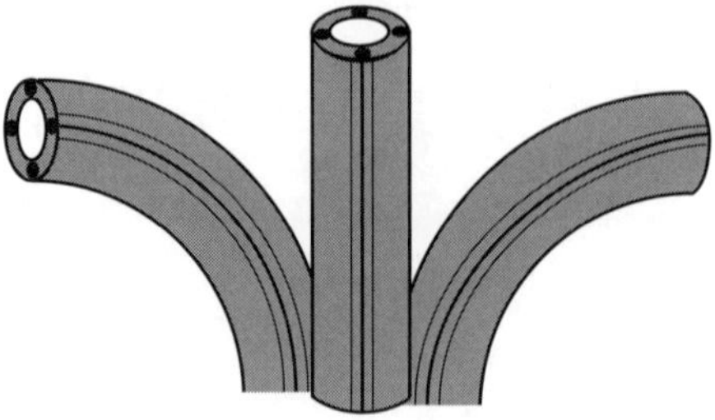

図 4.11　カテーテル先端の屈曲の様子

端に取り付けることによって能動的に進路を選択できるようなマイクロ能動カテーテルが開発された。

図 4.10 にその概要を示す。具体的には、1mm 径のカテーテル先端にチューブ状の周囲に 4 つの電極をもつ IPCF を搭載することによって、リード線を介して体外からカテーテル先端の姿勢を全方向に変えることできる（**図 4.11**）。レントゲン透視下の血管内手術において血管を選択して病変部へ到達し、動脈瘤の塞栓、抗ガン剤の集中投与などを容易に安全に行うことが可能となる。

（2）触覚ディスプレイ[10]

ICPF 平面状に多数配置することによって触覚ディスプレイを構成することができる。

図 4.12 に ICPF を用いた触覚ディスプレイの概要を示す。この触覚ディスプレイは、人間に機械的刺激を与えることで布などの繊細な手触りの仮想感覚を実現することができる。現在、タオルやデニムなどの触感を実現できることに成功している。将来、小型化されモバイルな触覚ディスプレイとして様々な分野での適用が期待される。

（3）　魚ロボット

図 4.13 に示す観賞用の魚ロボット[12]は、ICPF の中で最初に製品化された応用例である。この魚ロボットは、尾ひれに ICPF 人工筋肉を搭載し、水中で推進力を得ている。他のコイルなどのアクチュエータと違い、滑らかでしなやかな動きが実現できるため、魚の自然な動きを再現することができる。

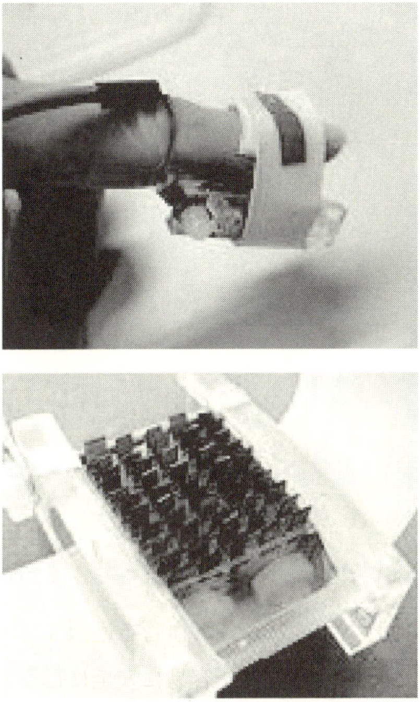

図 4.12　ICPF を用いた触覚ディスプレイ（東北大学、田所・昆陽研究室）[11]

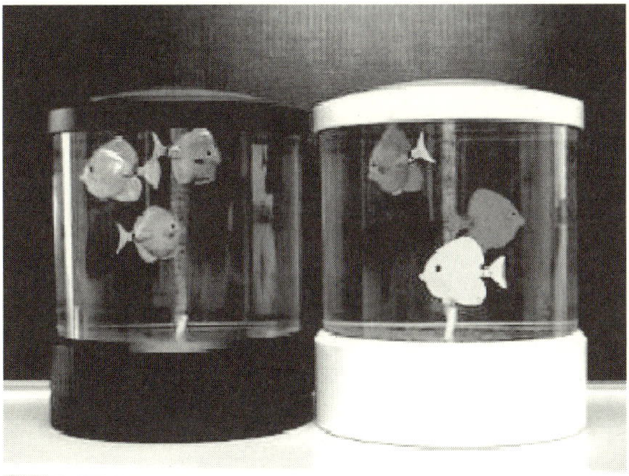

図 4.13　ICPF 人工筋肉を用いた観賞用魚ロボット（イーメックス）[12]

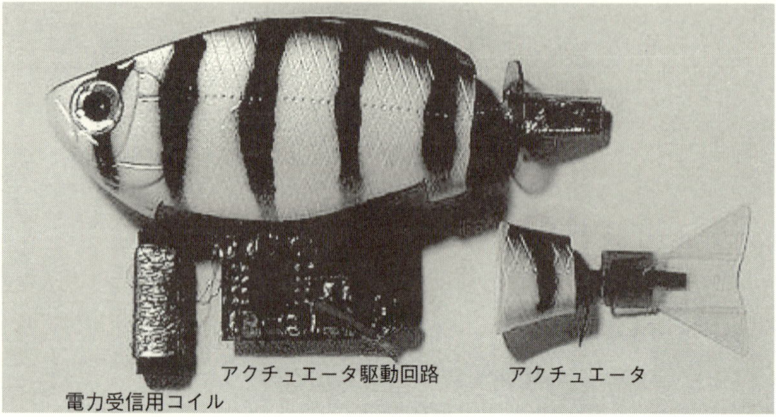

図 4.14　ICPF 人工筋肉を用いた観賞用魚ロボットの内部構造（イーメックス）[12]

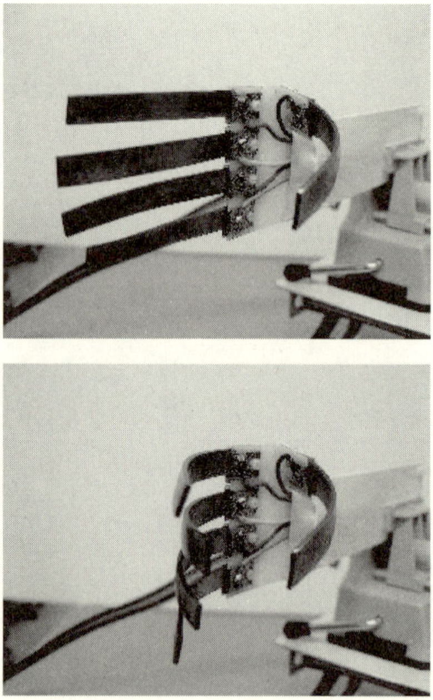

図 4.15　ICPF を用いた 5 指ハンド（イーメックス）[12]

また、**図 4.14** に示すように魚ロボット本体にはコイルが内蔵されており、電磁誘導によって非接触で電力を供給できる。ICPF は消費電力が小さいため 1 年以上水中で動き続けることができる。この応用例は ICPF の特徴を上手に活かした製品であるといえる。

(4) ロボットハンド・マニピュレータ

ロボットハンドは、マニピュレータの先端に搭載するためコンパクトで軽量なアクチュエータが求められる。**図 4.15** に ICPF を用いたロボットハンド[12] を示す。このハンドは乾電池 3 本（4.5V）で駆動し、電源装置を含んでも 100g 程度と非常に軽量でコンパクトである。現在は紙コップ程度の把持が可能である。また、摺動部がなく構造が簡単である。制御性の問題があり細かい作業は難しいと考えるが、物体搬送用のハンドとして今後の応用が期待される。

図 4.16 は、図 4.7（c）に示したような 3 自由度をもつマイクロマニピュレータ[13]である。複数の ICPF 人工筋肉を用いることによって上下左右伸縮の 3 方向への制御が可能であり、マイクロマニピュレータとしての適用が期待されている。

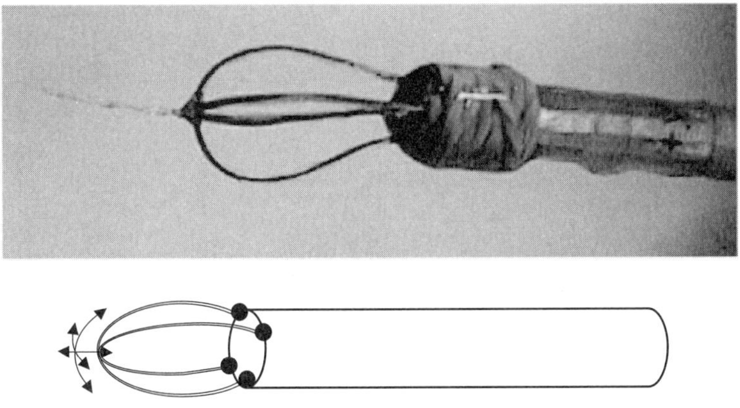

図 4.16　3 自由度マイクロマニピュレータ（東北大学、田所・昆陽研究室）[13]

2. 電気性高分子人工筋肉の応用例

(1) スピーカー[14)]

誘電性エラストマーを用いた高分子人工筋肉を用いたスピーカーが試作され

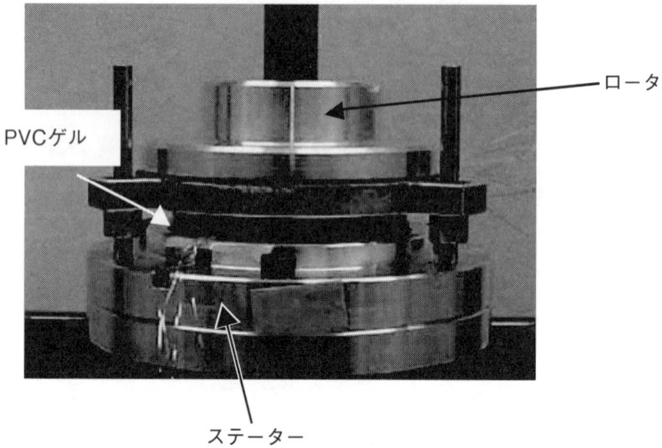

(a) 負作動ブレーキの外観

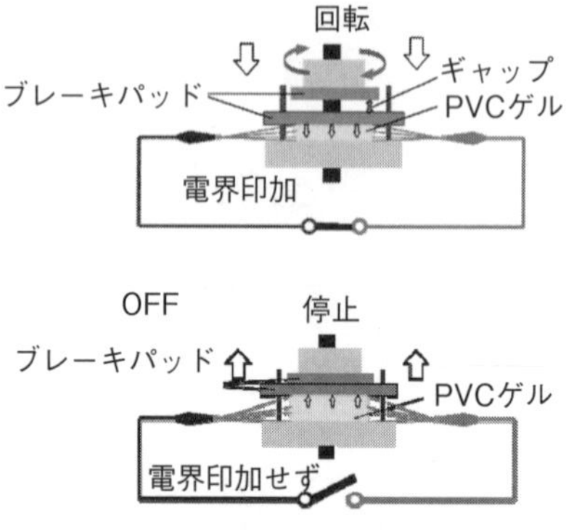

(b) 負作動ブレーキの仕組み

図 4.17 非イオン性高分子人工筋肉を用いた負作動ブレーキ
(信州大学、橋本研究室)[8)]

ている。このスピーカーは、薄いためテレビのディスプレイなどに直接貼り付けて音を出すことができたり、ディスプレイの横から振動を伝えてディスプレイ面から音を出すことができる。また、スピーカーも小電力で駆動できる。

(2) 負作動ブレーキ[7]

図 4.9 に示したように、非イオン性材料を用いた性高分子人工筋肉は、多重積層構造のメッシュ電極によって大きな収縮動作が得られる。この収縮動作を用いて、電源遮断時にブレーキがかかり、電圧を印加することでブレーキが解除される負作動ブレーキが開発された。

図 4.17 に高分子人工筋肉を用いた負作動ブレーキを示す。この図の負作動ブレーキは、高分子人工筋肉によって構成されたブレーキパッドとモータに接続されたディスクから成り立っている。高分子人工筋肉に電場が印加されていないとき、ディスクとパッドが密着しており、制動力が働いている。一方、電場を印加すると人工筋肉は収縮しディスクとパッドが離れるためブレーキが解除される。この負作動ブレーキは、連続的な制御が可能であり、従来の電磁式に比べてはるかに小型・軽量な負作動ブレーキとして様々なフィールドでの応用が期待される。

(3) 昆虫ロボット[3,15]

高分子人工筋肉は、駆動源を考慮に入れると他のアクチュエータに比べて圧倒的に軽量であるため、歩行や飛翔などの小型移動ロボットのアクチュエータとして最適である。

図 4.18 に誘電性エラストマーを用いた高分子人工筋肉を示す[15]。この人工筋肉は、図 4.7 に示した巻き型の電極を用いたアクチュエータである。この人工筋肉を用いて、**図 4.19** のような昆虫型の歩行ロボットが開発されている。

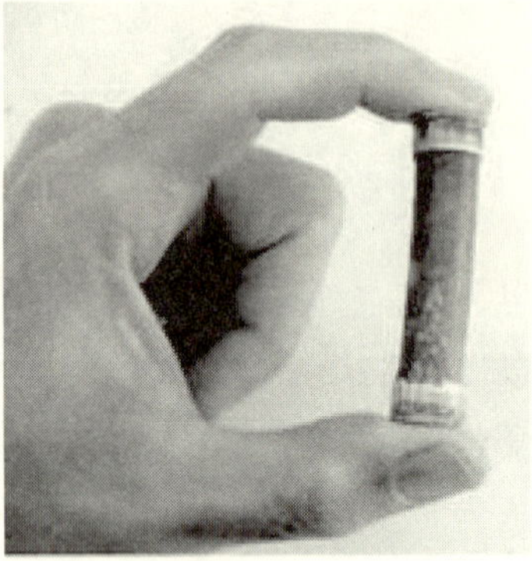

図 4.18　誘電性エラストマーを用いた人工筋肉（SRI International, USA）[15]

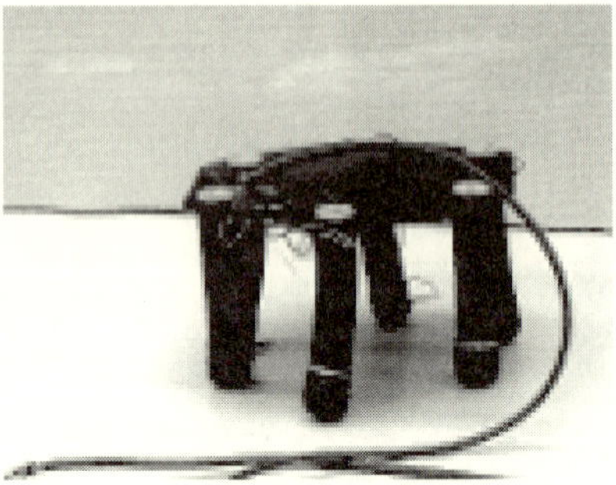

図 4.19　誘電性エラストマーを用いた人工筋肉の昆虫歩行ロボット（SRI International, USA）[15]

参　考　文　献

1）Kuhn, W., Hargitay, B., Katchalsky, A., Eisenberg, H.: “Reversible Dilation and Contraction by Changing the State of Ionization of High–Polymer Acid Networks”, *Nature*, vol. 165, pp514–516, 1950.

2）アクチュエータシステム技術企画委員会編：アクチュエータ工学，養賢堂，2004

3）長田義仁ら　編：ソフトアクチュエータの開発と最前線—人工筋肉の実現を目指して—、エヌ・ティー・エス，2004

4）菅野隆，田所諭ら：ICPF（イオン導電性高分子ゲル膜）アクチュエータのモデル化：第 3 報、応力発生特性と線形近似アクチュエータモデル、日本機械学會論文集 . C 編 63 巻 611 号、pp.2345–2350、1997

5）T.Hirai, H. Nemoto, M Hirai, and S Hayashi: Electrostriction of highly swollen polymer gel: possible application for gel actuator, *Journal of applied polymer science*, Vol.32 pp.79–84, 1994.

6）平井利博：電場や磁場に応答する高分子ゲル、材料科学、32 巻　pp.59–63、1995

7）橋本稔、柴垣南、平井利博：「収縮型 PVC ゲルアクチュエータを用いた負作動型ブレーキの開発」日本ロボット学会誌　29 巻 8 号、pp.667–674、2011.

8）http://bs.shinshu-u.ac.jp/BEG/HASHI_HP/project/pgam.html

9）http://www.eamex.co.jp/product.htm

10）昆陽雅司、田所諭、高森年、小黒啓介、徳田献一：高分子ゲルアクチュエータを用いた布の手触り感覚を呈示する触感ディスプレイ、日本バーチャルリアリティ学会論文誌、Vol. 6、No. 4、pp. 323-328、2001
11）http://www.rm.is.tohoku.ac.jp/index.php?Haptic%20Interfaces
12）http://www.eamex.co.jp/ion.html
13）http://www.rm.is.tohoku.ac.jp/cs11_homepage/icpf/
14）http://www.nhk.or.jp/strl/vision1/r4-4.htm
15）http://www.hizook.com/blog/2009/12/28/electroactive-polymers-eap-artificial-muscles-epam-robot-applications

第5章

その他の人工筋肉

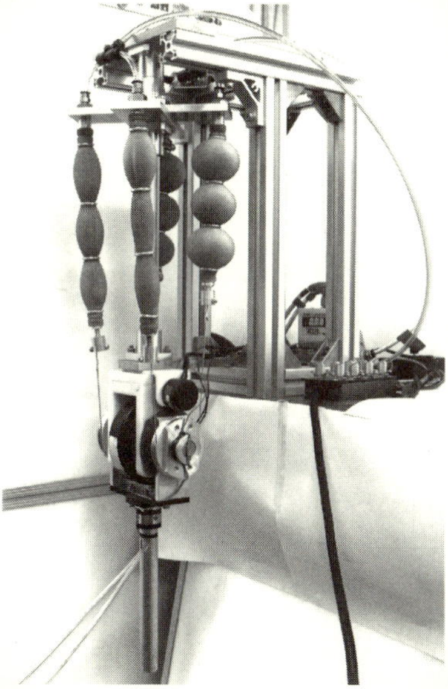

人工筋肉といわれているアクチュエータは、主として第3章の空気圧などで駆動する**ゴム人工筋肉**と、第4章の高分子で構成された**高分子人工筋肉**がある。しかし、これ以外の駆動原理で第2章の人工筋肉の条件に当てはまりそうなアクチュエータがいくつか存在する。本章では、これらのアクチュエータについて紹介していこう。

形状記憶合金アクチュエータ

1. 形状記憶合金

形状記憶合金アクチュエータは、形状記憶効果のある金属を利用したアクチュエータである。

図5.1に従来の金属と形状記憶合金の応力―ひずみ線図を示す。従来の金属は、降伏点までは弾性変形をするため荷重を加えた後、徐荷すれば元の形に戻る。しかし、降伏点を越えるまで負荷を加えた後、除荷しても永久ひずみが残ってしまう（**塑性変形**）。しかし、この形状記憶効果をもつ合金を用いると、降伏点を越えて荷重を加え永久ひずみが残ってしまっても、その金属を高温に加熱することで、変形前の状態を記憶しているかのように永久ひずみがなくなり、元の形状を回復する。この現象を**形状記憶効果**という。

具体的には、温度変化によるマルテンサイト変態（拡散を伴わない相変化）によってこのような現象が引き起こされている。1960年代にTi-Ni系の合金においてこの現象が確認された。現在まで、Cu-Zn-Al系合金やステンレス系の合金にもこの現象が確認されている。出力としてはおおよそ変形量が10%程度であり、回復力も600MPaと大きいため、ばね形状に加工することでより大きな出力を得ることができる。

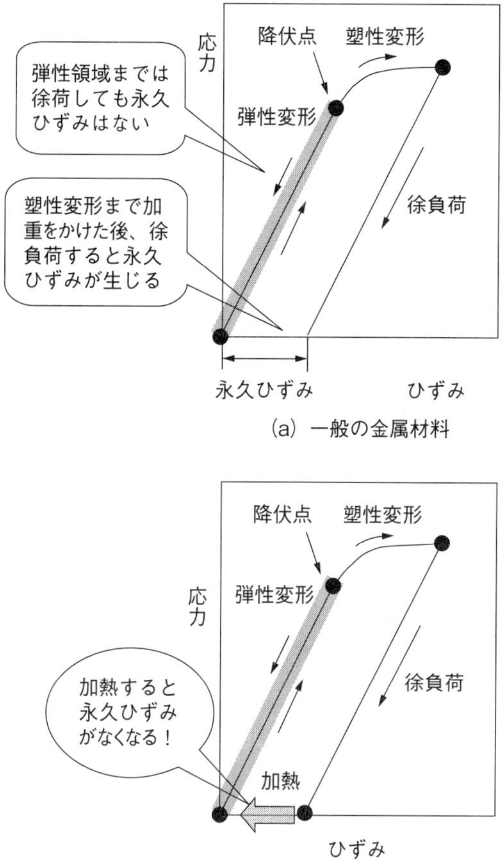

(a) 一般の金属材料

(b) 形状記憶合金

図 5.1　形状記憶合金の応力―ひずみ線図

2. 形状記憶合金アクチュエータの駆動原理

形状記憶合金は以下の手順で形状を記憶するような働きを行う（**図 5.2**）[1]。

① マルテンサイト変態温度（M_f）以上の温度ではオーステナイト相となっている。このとき、金属の剛性は高い（このときの形状が記憶される）。

② Mf 以下に冷却するとマルテンサイト相の兄弟相が生成される。この状態

のとき、形状記憶合金は非常に柔らかい。したがって、塑性変形のように力を加えることで簡単に変形させることができる（このとき見かけ上、永久ひずみのような状態となり、好きな形状に変形できる）。

③ 逆マルテンサイト逆変態温度（Af）以上に加熱するとマルテンサイト相からオーステナイト相に戻る。オーステナイトは剛性が高いため①の記憶された形状に戻る。

この変体温度などの特性値は、合金の組成、熱処理、加工法などに依存して決定される。

なお、すでにAf以上の温度のときに外力が印加された場合、形状は変化することなく、塑性変形のような状態を過ぎても元の形状に戻る。この状態を**超弾性**といい、形状記憶合金におけるアクチュエータ以外の有用な機能として携帯電話のアンテナなどに使用されている。

3. 形状記憶合金アクチュエータの特徴

形状記憶合金アクチュエータの長所として、まず超弾性の性質があり、かなり曲げても元の形に戻る力があるその他に、人体に影響を与えない発生力は原子間力と熱エネルギに関係する面積力（寸法 L の2乗）に比例する、駆動部が極めて軽量である、耐摩耗性が抜群に良い、などが挙げられる。

また、短所として、本アクチュエータは熱を利用しているので、高速動作をさせるためには加熱と冷却をすばやく行う必要がある。また他に、周辺温度の影響が受けやすいため高温環境や極低温環境において使用しにくい、効率が悪い、ヒステリシスが大きく制御しにくいといった短所がある。

4. 形状記憶合金アクチュエータの応用例

形状記憶合金アクチュエータの応用例として能動カテーテル[2)]を挙げる。カテーテルは体内で使用するため周辺環境の温度も一定であり、本アクチュエータを使用しやすい環境といえる。

能動カテーテルの概要を**図 5.3** に示す。この能動カテーテルは、形状記憶

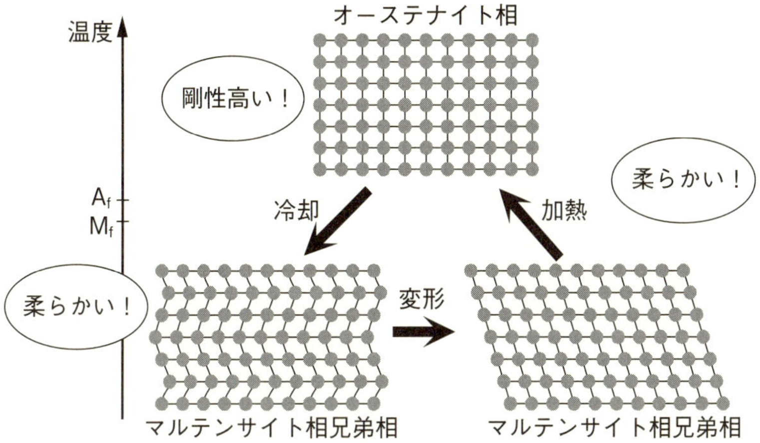

図 5.2　形状記憶合金の動作原理

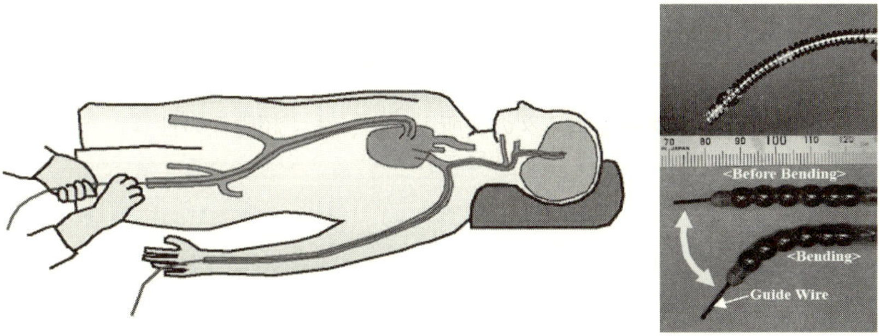

図 5.3　能動カテーテル（東北大学、水島・江刺・芳賀）[2)]

合金コイルを３本伸ばした状態でステンレススチールコイルの中に固定し、外部からの通電量に応じてそれぞれの形状記憶合金アクチュエータが方向に収縮し、様々な方向に屈曲する。これにより、血管分岐部の選択など、体内での精密な位置決めに役立つ。

静電アクチュエータ

1. 静電エネルギとは

単位体積に蓄えられるエネルギについて、**静電エネルギ**と**磁気エネルギ**を比較すると、同じ体積で与えられる静電エネルギは、磁気エネルギの1万分の1となる[1]。したがって通常、アクチュエータを開発する際、磁気エネルギのほうが有利であるとされ、モータをはじめとした磁気系のアクチュエータが多く開発された。しかし、磁気はコイルなどの磁場を発生する装置がアクチュエータの駆動部に存在する必要があるため、出力密度という観点から人工筋肉としての条件に見合わないのが現状である。

そこで、コイルを必要としない静電エネルギに再び注目してみると、近年のMEMS技術により電極を微細構造とし、絶縁のよい絶縁油を使用することで、電極の集積と高電界を実現することができる。この技術により静電エネルギに磁気エネルギに匹敵するほどの大きな発生力を与えようと試みているのが**静電アクチュエータ（図5.4）**[4]である。

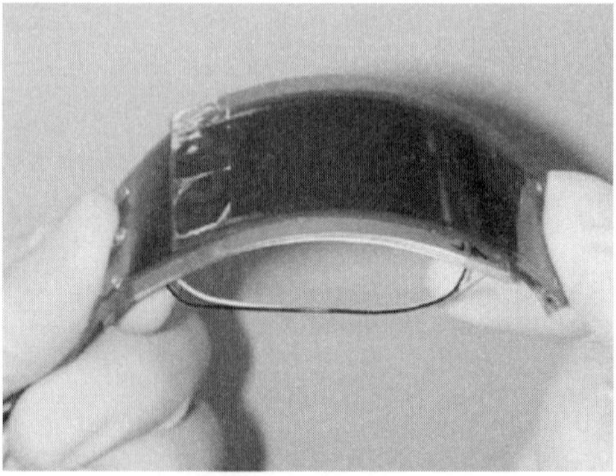

図5.4　静電アクチュエータ（東京大学、樋口・山本研究室）[5]

静電アクチュエータは、MEMS 技術が飛躍的に発展した 1989 年に発表されたマイクロモータがきっかけとなり、その後、ベンド型、くし型、垂直型、スライド型と様々な種類のアクチュエータが開発された。また、駆動手法についても、交流駆動電極型やパルス駆動誘導電荷型などが提案されている。

2. 静電アクチュエータの駆動原理

いくつか提案されているスライド型の静電アクチュエータの中で、まず**パルス駆動誘導電荷型**の駆動原理について説明する。

図 5.5 にパルス駆動誘導電荷型の静電アクチュエータの駆動原理を示す。図

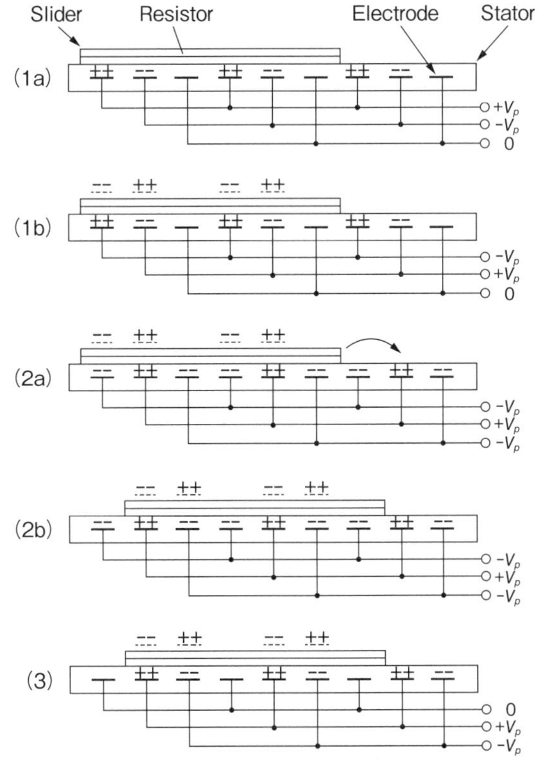

図 5.5　パルス駆動誘導電荷型静電アクチュエータの駆動原理[6)]

中（1a）より、固定子はプラス電極とマイナス電極、アース（無極）と変化させることのできる三相構造となっており、その上に電荷が誘起される抵抗体移動子が存在する構造となっている。

本アクチュエータは以下の手順によって駆動する。

① （1a）に示すような配置で固定子電極に電圧を印加すると、移動子には反対の極性が誘起される。

② （2a）に示すような配置で印加する電圧の極を変化させても、移動子に誘起された電荷は瞬時には変化できない。電荷は反対の極に引き寄せられるので、（2b）のように移動子は右上引き寄せられ、浮上しながら右に移動する。

③ 次に（3）のように極を変化させる。このパターンを繰り返すことにより移動子は移動し、直動の駆動力を得ることができる。

次に、より大きな駆動が期待できる**交流駆動両面電極型**の駆動原理についても説明する。**図 5.6** に交流駆動両面電極型の静電アクチュエータの駆動原理（1 周波数法）[6]を示す。この図より、3 相正弦波を固定子側と移動子側にそれぞれ接続順が逆向きになるように印加することで、固定子・移動子上には，それぞれ逆向きに進行する正弦波状の電位分布が発生する。これらの 2 つの電位分布の間に働く静電気力により両電極間で静電吸引・反発力が働き、移動子に推進力が発生する。

3. 静電アクチュエータの特徴

静電アクチュエータの特徴として、連続的な駆動が可能、駆動時の摩擦が小さい、構造が簡単なので大面積化・多層化が可能であるなど、様々な長所がある。

一方、欠点として、印加電圧が高い、発生力が若干弱いことなどが挙げられるものの、たとえば、図 5.6 で紹介した交流駆動両面電極型は電極単位面積当たりの 1kN/m^2（単位重量当たり 7200w/kg）を超えており、今後、人工筋肉としての活用が期待される。

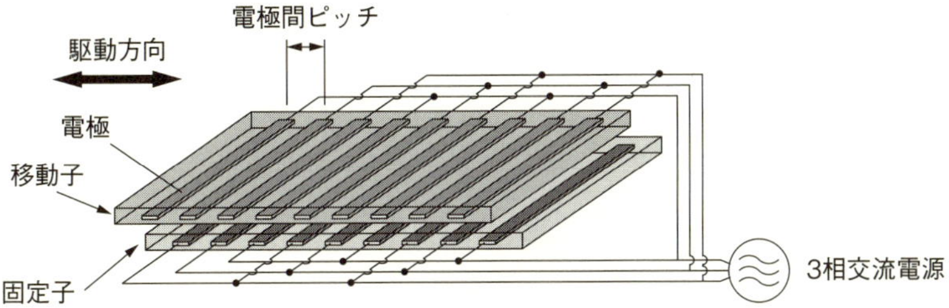

(a) 交流駆動両面電極型の概観図

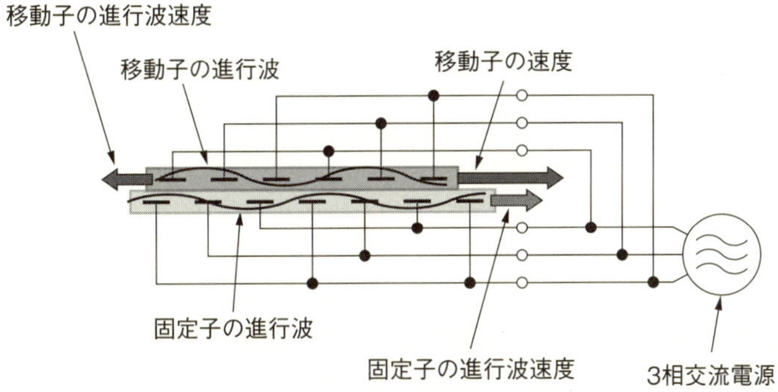

(b) 交流駆動両面電極型の駆動原理

図 5.6　交流駆動両面電極型静電アクチュエータの駆動原理[6)]

4. 静電アクチュエータの応用例[1)、3)]

静電アクチュエータの現在まで応用された例として、次のようなものが挙げられる。

① 垂直型静電アクチュエータを用いた、歪みをリアルタイムで補正する鏡

② ハードディスクユニットのヘッド制御

③ インクジェットプリンタのインク吐出機構

いずれも軽くてエネルギ損失が少なく精密な制御が可能であることから、静電アクチュエータに優位性があるようである。

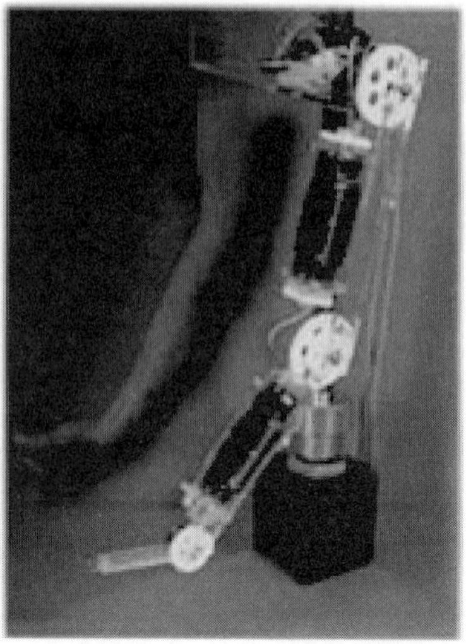

図 5.7　静電アクチュエータを用いたロボットアーム
（東京大学、樋口・山本研究室）[7]

図 5.7 に示すようなロボットアームなどの開発も進んでおり[7]、今後のさらなる開発が期待できる。

磁性流体アクチュエータ

1. 磁性流体とは

磁性流体[8]は、マグネタイトやフェライトなどの強磁性微粒子を界面活性剤で覆い、ベース液（水や油）の中に混濁させた磁性コロイド溶液である。流体でありながら磁性を帯びるので砂鉄のように磁石に吸い寄せられる性質をもつ機能性流体の一種である。磁性流体中の強磁性微粒子の1粒は、インフルエンザウィルスの10分の1（5～10nm）と非常に小さく、界面活性剤とベース液の親和力と界面活性剤同士の反発力によりベース液中で凝集したり沈降したりすることなく安定した分散状態を保っている。

図5.8は、磁性流体を乗せたシャーレの下に磁石を近づけたときに生じる**スパイク現象**と呼ばれる現象である。図のように磁石の磁力線に沿うような形で磁性流体に角が生えたようなユニークな現象が起きる。

磁性流体は1960年代に宇宙用のシール材の開発を目的として開発された。日本でも盛んに研究開発が行われている。

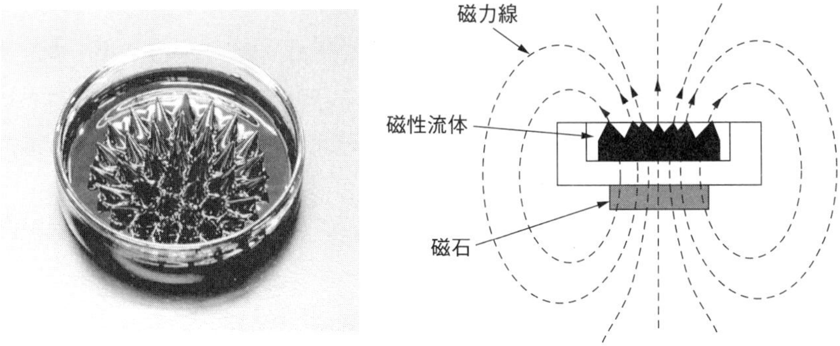

図5.8　磁性流体のスパイク現象

なお、後述するMR流体とは粒子の大きさや磁場による発現特性が大きく異なり、主な応用分野も違う。したがって混同しやすいが、きちんと使い分けて使用される必要がある。

2. 磁性流体アクチュエータの特徴

磁性流体は、磁石を近づけると磁場の強い方向に吸い寄せられる特性をもっている。イメージ的には砂鉄が磁石に引き付けられるイメージに近い。その特性を以下に示す[8)]。

① 流体の内圧変化

磁性流体に磁界を印加すると流体内に圧力が上昇する。この内圧の上昇を**磁気圧力**とよぶ。磁気圧力は磁性流体中に磁力線分布およびその磁束密度分布に応じて生じる。さらに、この磁気圧力は磁性流体の中に入れた非磁性体にも磁気圧力などに応じた力を作用されることができる。したがって、印加した磁場が変化すれば磁気圧力も変化し，これによって非磁性体の位置を制御することができる。

例えば、磁性流体の中にプラスチックのような非磁性体を入れておくと、プラスチックは外部の磁場によって磁場の最も弱い（圧力の小さい）ところへ押し出されたり、押し込められたりする。つまり磁場によりプラスチックの位置を制御することが可能となる。この特性は、振動ダンパなどに適用されている。

② 流体の保持・誘導

例えば、永久磁石に磁性流体を近づけると、そのまま磁性流体は磁石に付着し、磁石は流体に包まれる。また、磁性流体を非磁性体のプレートの上に乗せて下から永久磁石を動かすと、砂鉄のように流体が移動する。このような流体の保持や誘導は磁性流体特有の現象であり、この現象を用いて磁性流体シールなどの摩擦低減機能への応用が期待されている。

③ 高い熱伝導率

磁性流体は、空気の約6倍の熱伝導率を持っている。したがって、上記の「流体の保持」と組み合わせて、放熱材としての役割も担うことができる。また、磁場による流動を使用した熱交換器の作動流体としての利用も期待されている。

3. 磁性流体アクチュエータの応用例

(1) スピーカーのボイスコイルの安定化

上記のように、磁場中の磁性流体に非磁性体を入れると非磁性体は移動外部磁場により移動する。さらに、磁性流体は高い熱伝導性を有している。この二つの特徴にダンピング効果を合わせ、スピーカーのボイスコイルの安定化要素として磁性流体が適用されている。

具体的には、磁性流体をボイスコイルの位置に保持して非磁性のボイスコイルを磁界が極小となるギャップの中心に位置づける。磁性流体はコーンのローリングなどによって起こるコイルの横揺れやギャップでの摺動を抑制し、ダンパとして振動の周波数特性を改善すると同時に、コイルからの放熱効果を高め出力を向上させることができる。

(2) 磁性流体シール

磁性流体は、永久磁石にそれを付着（保持）させることで非接触シールとしての機能をもつことができる。これを**磁性流体シール**と呼ぶ。**図 5.9** に磁性流体シールの概要を示す。

磁性流体シールは以下の特徴をもつ。

① 通常の回転系シールは回転軸ステータ部の摩擦が避けられないが、磁性

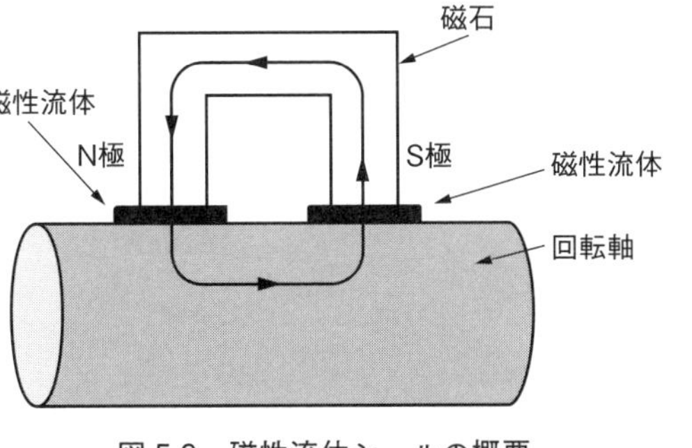

図 5.9　磁性流体シールの概要

流体シールはほとんど摩擦がない。

② 非常に漏れが小さく、メンテナンスを必要としない。

③ 熱伝導性が高いので放熱効果が高い。

その他に、ステッパモータなど小型機器類、大口径回転の横ぶれ防止、除振台の振動減衰など磁気的浮力と流体の粘性を利用したダンパへの応用が検討されている。

EHDアクチュエータ

1. EHD現象とは

EHDアクチュエータはEHD（**Electro-hydraulic Dynamics**）現象を利用したアクチュエータである。

EHD現象とは、キシレン、シリコーンオイルなどの電気的絶縁特性を有する流体に電極を挿入し、電極間に電界を印加することで流体に流動が生じる現象である。また、同様の流体として線状電極などにより直流高電圧を印加するとジェット流が生じる**ECF**（Electro-Conjugate Fluid）[9]がある。

2. EHDアクチュエータの応用例

(1) EHDポンプ

EHDアクチュエータは、EHDを作動流体としたマイクロポンプとしての適用が期待されている。これは、電極のみで流動が発生するため、機械的摺動部がなく、小型化・軽量化が見込まれるからである。また、流体の駆動には高電圧を印加する必要があるため放電対策が必要となり、様々な電極構造が提案されている。

例えば、**図5.10**に示すようなポンプ[10]は、板状の電極とその上に傾斜させた平板電極という構成の電極対を配置し、その電極対を多段に配置することによって絶縁性流体に電圧を印加したときに、流体に強い一方向性の流れが発生することが確認されている。

また、レーザダイオードの冷却システムとして使用するためのポンプとして、セバシン酸ジブチルを使用した例では、図**5.11**に示すようなマイクロパターンニング電極を用いた構造によりマイクロポンプが開発[11]されている。

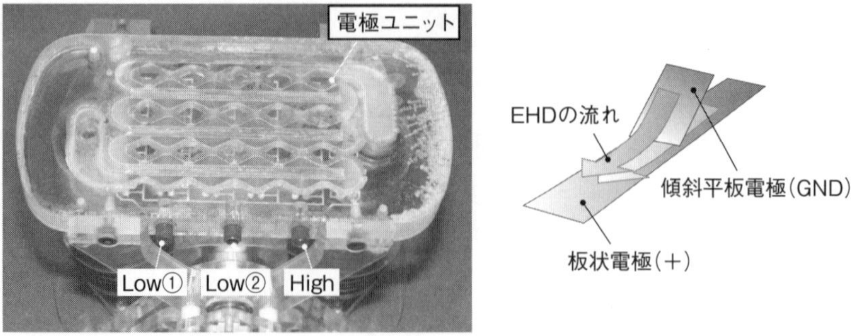

図 5.10　傾斜電極を持つ EHD ポンプ（東京電機大学、三井研究室）[10]

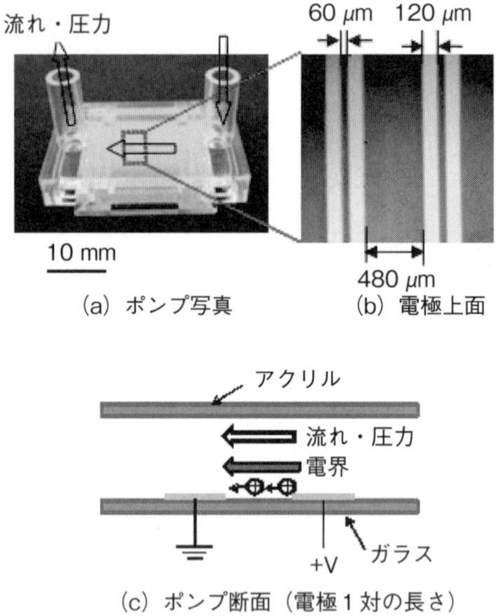

(a) ポンプ写真
(b) 電極上面

(c) ポンプ断面（電極 1 対の長さ）

図 5.11　EHD マイクロポンプの構造（山形大学、鹿野研究室）[11]

(2) アクチュエータデバイス

上記のようなポンプを用いたいくつかのデバイスも提案されている。

図 5.12 に示す揺動型アクチュエータ[10]は、双方にベローズが配置されており、ベローズ同士の底をつないでいる基盤部に上図の傾斜電極型マイクロポンプを

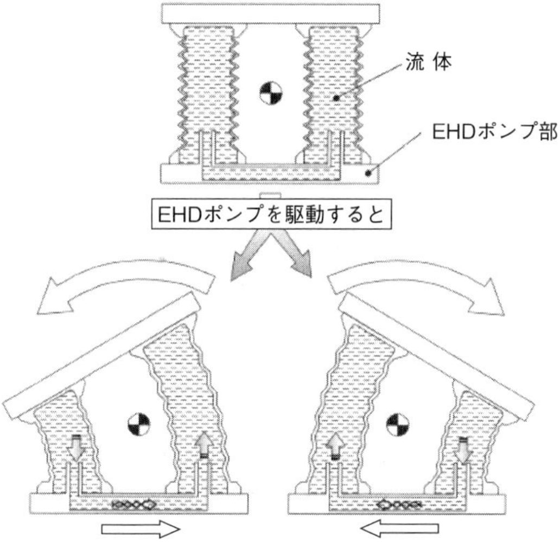

(a) 揺動アクチュエータの駆動原理

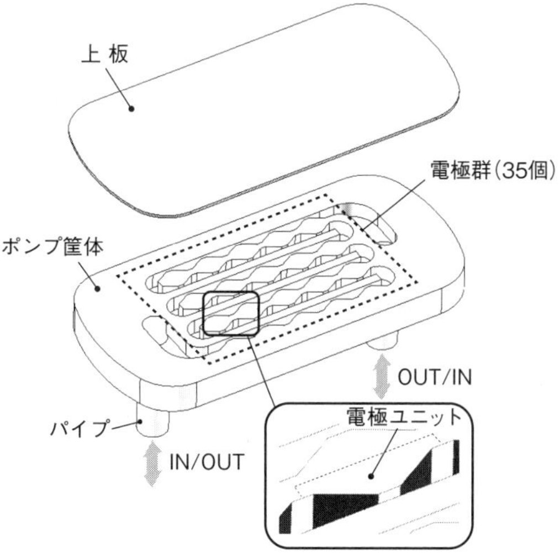

(b) EHDポンプ部の詳細図

図 5.12 EHD による揺動アクチュエータの概略図
(東京電機大学、三井研究室)[10]

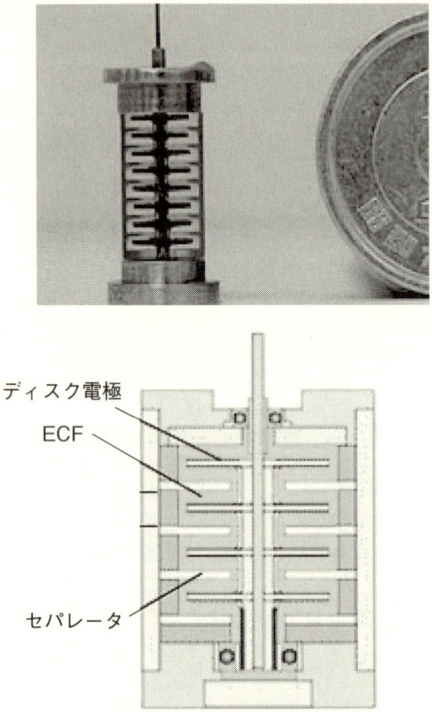

図 5.13　ECF マイクロモータ
（東京工業大学、横田・吉田研究室）[12]

挿入することでアクチュエータ自体の小型・軽量化を図っている。

また、ECF においては、超小型なマイクロモータの開発を行っている。**図 5.13** に ECF マイクロモータ[9]を示す。このモータはディスクプレートを積層化した電極を採用しており、不要な体積を極限まで取り去った構造となっている。

3. EHD アクチュエータの特徴

EHD アクチュエータは、電極のみの構造で流動し機械的摺動部が必要ないため、システム全体の小型・軽量化が可能であることが最大の長所となる。したがって、主にマイクロメカニクスの分野に有用なアクチュエータとなるであろう。

しかし、出力が小さい、寿命が短い、温度や湿度の影響が受けやすく流体自体の特性も比較的不安定などの課題があり、流体およびそのデバイスのさらなる改良が求められると考える。

ER流体デバイス

1. ER 流体とは

電気粘性流体（Electro-Rheological Fluid：以下、**ER 流体**）とは，電場の印加によって見かけ粘弾性（レオロジー）特性が大きく変化し，その変化が急峻で、かつ可逆的である流体を指す[13]。この流体は、自ら駆動力を発することがないため、厳密にはアクチュエータとはいえない。しかし、他のアクチュエータと組み合わせて粘弾性特性を変化させるデバイスは、人工筋肉アクチュエータを構成する上で非常に重要なファクターである。

ER 流体に電場を印加するとその見かけの粘性が急峻かつ可逆的に変化するのを ER 効果という。なお **ER 効果**を発現する応答は数 msec と非常に速い。

図 5.14 にＥＲ効果の概念図を示す。この図より、漏斗に入れられている流体は初めは下のシャーレに落ちていくが、電場を印加することで流体の粘性が上昇して流体は下に流れなくなる。また、再び電場の印加をやめると流体は再び下に落ちていく。

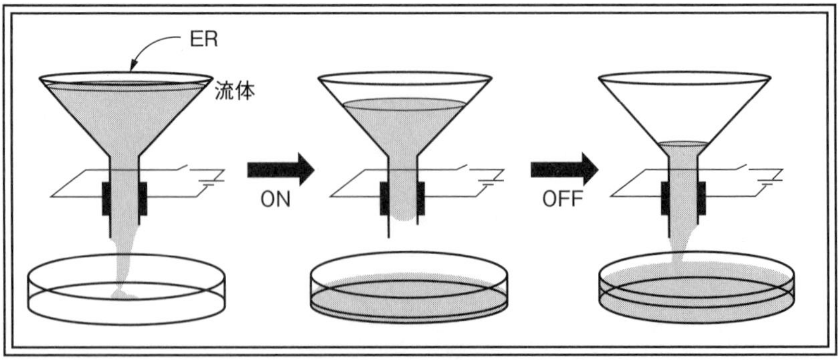

図 5.14　ER 効果の概要[14]

このような流体は，シリカやでんぷんなど、わずかに水を含んだ微粒子を鉱物油やオリーブ油などの絶縁油に分散させた系である。1800年代後半からその現象は確認されていたが、1940年代後半にWinslowが特許を提出してから注目され始め、一時期この現象を発明者の名にちなんでWinslow流体と呼ばれることもあった。その後、Electro-Viscous流体とも呼ばれたが、コロイド液が流体の表面の静電気的な力によって粘性をもつElectro-Vicious効果と区別するために1980年代頃から現在のER流体と呼ばれるようになった.

初期のER流体は、吸着水を含んだ分散質を絶縁油に分散させた系であり、その性能は安定的ではなかったが、近年ではほとんど水分を使用しない分散質を用いたER流体が主流となっており、実用的な非常に安定した性能を示している。現在まで多くの研究者によって、性能や安定性を向上させるための流体の開発、およびブレーキやクラッチ、ダンパなどの機械部品への応用が検討[11)]されている。

また、ER流体には大きく分けて、シリカゲルなどの粉末のコロイドによる**粒子系ER流体**と、高分子液晶などを用いた**均一系ER流体**があり、それぞれ

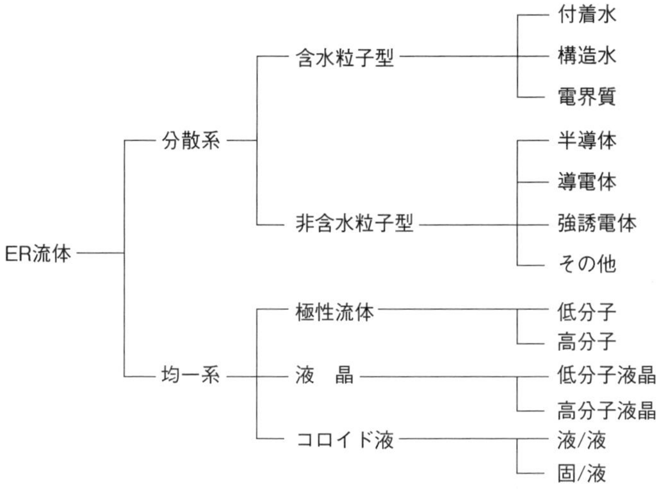

図5.15　ER流体の分類

発現機構や特性が異なる。ER流体の微粒子の面から見た分類を**図5.15**に示す。

2. 粒子系ER流体

(1) 粒子系ER流体の分類

粒子系ER流体は、シリコーンオイルなどの絶縁性の分散媒中に電場下で分極しやすい微粒子を分散させたコロイド溶液である。

粒子系ER流体は**含水粒子系**と**非含水粒子系**に大別できる。前者はさらに、シリカやでんぷん、イオン交換樹脂などのような付着水をもつ微粒子、ゼオライトやスメクタイトなどのような構造水をもつ微粒子、ポリエチレンオキシド分子の末端に高級炭化水素エーテル基を有するアクリル酸ポリマーなどのような電解質からなる微粒子に分類できる。後者はさらに、カーボンやポリアニンなどのような半導体の微粒子、表面を絶縁性の薄膜でコートした金属や導電性ポリマーの微粒子、その他に分類できる。

(2) 粒子系ER流体の粘性発現機構

図5.16に粒子系ER流体の粘性発現機構を示す。

電場を印加していない場合、粒子は流体中に不規則に分散しているが、電場が印加されると粒子が誘電分極を起こし、電場の方向に粒子の鎖を形成する。この鎖を**クラスタ**という。このクラスタが電極間の流体の流れに対する抵抗や電極の平行運動に対する抵抗を生じさせ、流体の見かけ上の粘性が変化する。

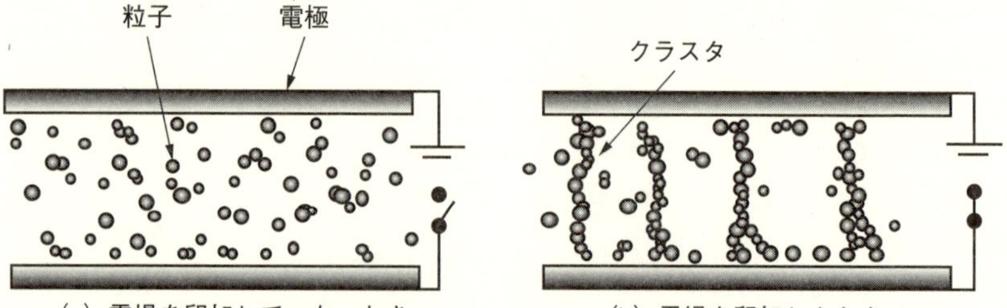

(a) 電場を印加していないとき　　(b) 電場を印加したとき

図5.16　粒子系ER流体の粘性発現機構

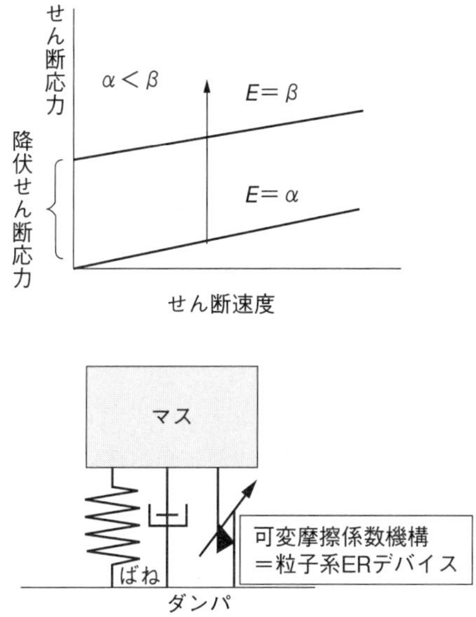

図 5.17　粒子系 ER 流体の機械的特性

(3) 粒子系 ER 流体の機械的特性

図 5.17 に粒子系 ER 流体のせん断速度–せん断応力線図とその機械的特性を表した図を示す。

まず、せん断速度–せん断応力線図を見ると、粒子系 ER 流体は電界が 0 のときは、せん断速度がせん断応力に比例するニュートン流体の性質をもっているが、電界が印加されるとその傾きは変わらず、切片（降伏せん断応力）のみが変化するビンガム流体のような性質をもつ。

この現象を機械システムの一要素に例えてみると、ばね–マス–ダンパ系における可変摩擦係数機構に相当する。つまり、電場の印加によって摩擦係数を制御できるような機能を有していることが分かる。

(4) 粒子系 ER 流体の特徴

粒子系 ER 流体は、摩擦係数が変化するため振動系においても線形制御が適用しやすいといった長所があるものの、しばらく使用しないと粒子の沈殿が起こってしまったり、電極を高速に摺動すると粒子が破壊したりすることがある。

粒子の沈殿への対策として、ER流体をゲル化したERゲルという素材が提案されている[15)]。

3. 均一系ER流体

(1) 均一系ER流体の分類

均一系ER流体は液晶性を示すものが多く、極性流体、液晶、コロイド液に分類され、それぞれ高分子系と低分子形に分類される。

(2) 均一系ER流体の粘性発現機構

図5.18に均一系ER流体の発現機構を示す。この図に示されるように、均一形ER流体でよく使用される液晶系のER流体は、ポリシロキサン鎖に液晶基をグラフトした構造を有し、流体を構成する分子やドメインが電界により配向するため粘性が変化する。

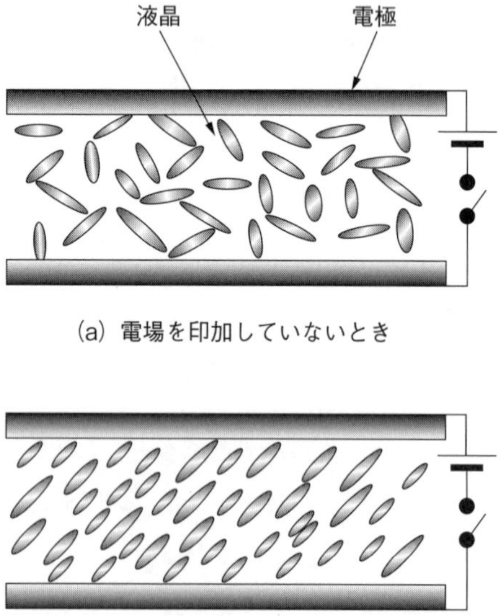

(a) 電場を印加していないとき

(b) 電場を印加したとき

図5.18　均一系ER流体の粘性発現機構

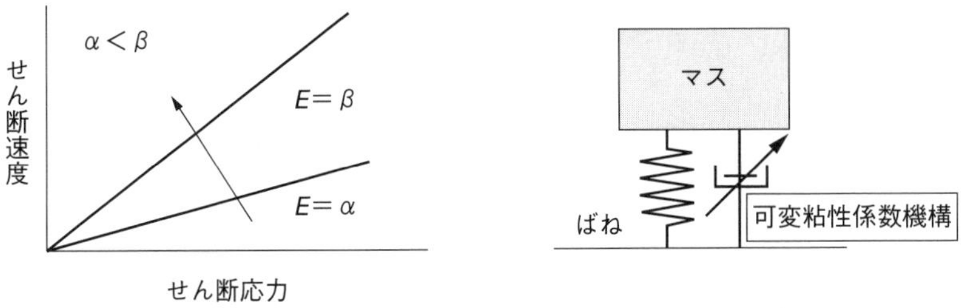

図 5.19　均一系 ER 流体の機械的特性

(3) 均一系 ER 流体の機械的特性

図 5.19 に均一系 ER 流体の機械的特性を示す。この図より、均一系 ER 流体は、電場を印加しないとき、粒子系と同様なニュートン流体を示す。さらに電場が印加されると、ニュートン流体の状態を維持したまま、その粘性係数が変わるような挙動を示す。

したがって，この流体を ER デバイスとしてシステムに適用した場合，同図の右のような可変粘性ダンパを有した機械的インピーダンスとして構成することができる．

(4) 均一系 ER 流体の特徴

均一系 ER 流体は、粒子系のような粒子の沈殿が見られず、粒子系よりはメンテナンスが容易である。また、高分子液晶の均一系 ER 流体は、粒子系よりも大きな力が発生するため、装置の小型化などを図ることができる。また、粘性係数が可変となるため振動システムへの適用に好都合である。

一方、欠点として、流体の温度が上昇すると、粘性および ER 効果が著しく低下するため連続運転などには注意[16]が必要である。また、応答が粒子系よりも若干遅くなることが確認されている。さらに、粒子系 ER 流体にもいえることであるが、高電圧（電流は数 μA 単位）であるため、感電しないような設計をする必要がある。

4. ER 流体の応用

ER 流体制振装置や力覚提示装置、リハビリテーション装置など、様々な応用が試みられているが[10)]、本書では割愛する。ここでは、現在まで試みられてきた応用分野を**図 5.20** に示すような 4 つの機能に分類する。

① 動力伝達機能

クラッチ・ブレーキなど、力の動きの伝達や停止する機能を構成できる。他のブレーキやクラッチの機能に比べて応答がすばやい。

応用分野：ロボットマニピュレータ、力覚提示装置、リハビリテーション装置、衝突緩和装置など

② 流量制御機能

バルブ（弁）など、流体のパイプの途中に構成することができる。可動部がなく小型化が可能となる。

応用分野：マイクロバルブ、点字表示システム

③ 位置決め補助機能

シリンダ部における精密位置決めに用いる。

応用分野：空気圧シリンダの位置決め制御、マニピュレータの高速切替制御

④ エネルギ散逸機能

ダンパなど、コンプライアンスが高く振動しやすいようなシステムに対して粘性を可変にすることにより振動制御を施すことができる。

応用分野：振動制御ダンパ、セミアクティブサスペンション

なお、分散系 ER 流体と均一形 ER 流体でその制御法や適用法が異なるので注意する必要がある。

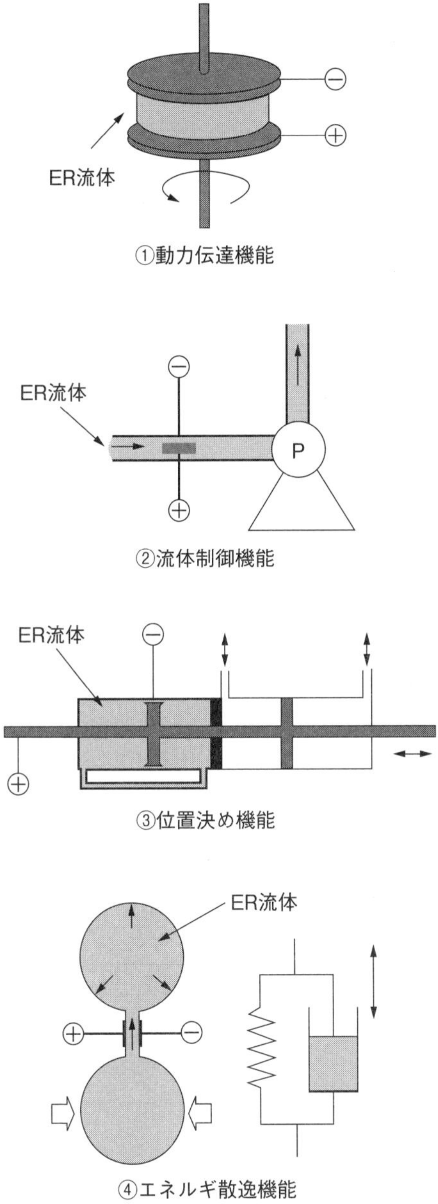

図 5.20　ER 流体の応用分野（ER テック）[14]

MR流体デバイス

1. MR流体とは

MR（Magneto-Rheological）流体は、磁場の印加により見かけの粘弾性（レオロジー特性）が急峻かつ可逆的に変化する流体である[11]。本流体は、シリコーンオイルなどの絶縁油を分散媒として、その中に1〜10 μmの強磁性体粒子を分散させたコロイド溶液である。磁性流体の粒子径が5〜10 nmなので、粒子の大きさが1,000倍ほど違うことが分かる。したがって、上述のようにその特性は磁性流体とは違い、むしろ粒子系ER流体の特性（図5.17）に近い。

本流体は1980年代から積極的に提案されて、現在は素材や応用分野ともに機能性流体（ER流体、磁性流体、EHDなど）の中でも最も盛んに研究されている分野の一つである[11]。

MR流体は、磁場を印加することにより、強磁性体粒子が磁気的に分極を起こし、磁場の方向に粒子の鎖を形成することによって見かけの粘弾性が変化する。

2. MR流体の特徴

MR流体の最大の特徴は、その粘弾性の変化に大きさにある。図5.17で示した粒子系ER流体の降伏せん断応力で比較すると、MR流体は粒子系ER流体20〜50倍の降伏せん断応力を示す。また、流体の製造方法が比較的安価である。

しかし、粒子系ER流体同様に粒子が沈降しやすい欠点がある。また、応答速度が粒子系ER流体に比べて遅く、粒子系ER流体の応答速度が数msecであるのに対してMR流体の応答速度は数十msecであるといわれている。

3. MR 流体の応用

ER 流体がマイクロ系のシステムに適用されることが多い反面、MR 流体は大きな粘性変化（降伏せん断応力）を示すことから、ER 流体に比べて大きなシステムに使用されることが多い。現在の研究では、大型建築物の振動制御や歩行支援システム、リハビリテーションシステムへの適用[11]が見られる。

また、第 3 章に示したような軸方向繊維強化型ゴム人工筋肉と組み合わせることで可変粘弾性関節の開発を目指しているシステムもある（**図 5.21**）。これは、コンプライアンスの高い人工筋肉の振動制御を行うだけでなく、人工筋肉のばね特性を積極的に使用することで、ジャンプや投げるなどの本来のアクチュエータの出力以上の動力を引き出そうという試みである。人工筋肉単体では不可能であった急峻な関節粘弾性の変化に対して、人工筋肉と MR 流体を組み合わせることで解決することを試みている。

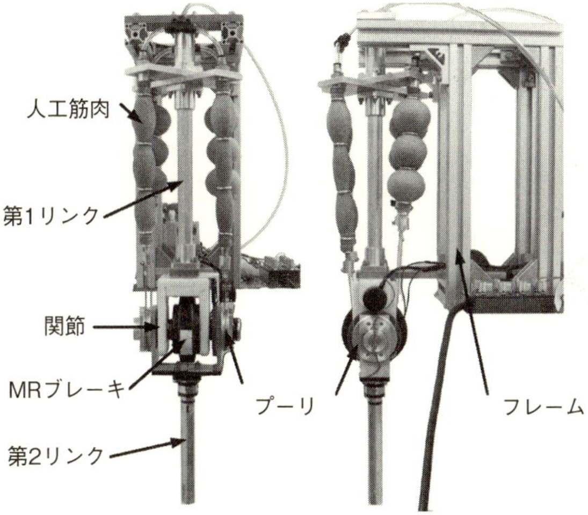

図 5.21　軸方向繊維強化型ゴム人工筋肉と MR 流体ブレーキを併用した変粘弾性マニピュレータ（中央大学、中村研究室）[17]

参 考 文 献

1）川村貞夫、他：制御用アクチュエータの基礎、コロナ社、2006
2）水島、江刺ら：第12回コンピュータ外科学会大会論文集 pp109-110、003
3）アクチュエータシステム技術企画委員会編、アクチュエータ工学、養賢堂、2004
4）西嶋、山本、樋口、稲葉：「柔軟な構造を有する静電フィルムアクチュエータの開発」、精密工学会誌、Vol. 69、No. 3、pp. 443-447（2003）
5）http://www.aml.t.u-tokyo.ac.jp/
6）http://www.aml.t.u-tokyo.ac.jp/research/es_motor/pim_j.html
7）西嶋隆、山本晃生、樋口俊郎、稲葉昭夫：静電フィルムアクチュエータを用いた2自由度ロボットアームの開発、精密工学会誌、Vol. 71、No. 12、pp. 1574-1578、2005
8）神山新一：磁性流体入門、1989
9）横田眞一、貞本敦史、近藤豊、大坪泰文、枝村一弥：電界共役流体（ECF）を応用したマイクロモータ（ステータ電極（SE）形マイクロモータの提案）、日本機械学会論文集、66巻642号C、pp627-633、2000
10）寺阪澄孝、三井和幸：EHD現象を応用した揺動運動型アクチュエータの開発、日本フルードパワーシステム学会誌、42巻5号、pp. 95-100、2011
11）機能性流体を用いた次世代型フルードパワーシステムに関する研究委員会成果報告書、(社)フルードパワーシステム学会、2009
12）http://yokota-www.pi.titech.ac.jp/yokota_lab/04_01_02.html
13）小山清人　監修：電気粘性（ER）流体の開発、CMCBooks、1999
14）http://www.ertec.jp/
15）M. Tanaka, Y. Kakinuma, T. Aoayama, H.Anzai, T. Kawaguchi: Development of Fixture element for Vacuum Transportation of Silicon Wafer using Electrorheological Gel, *Journal of Advanced Mechanical Design*, Systems, and Manufacturing, Vol.2, No.4, pp.762-772, 2008
16）Taro Nakamura, Norihiko Saga et.al: “Thermal effects of the ER Fluid Device”, *Journal of Intelligent Material Systems and Structures*, Vol. 14, No.2 pp.87-91, 2003.
17）Taro Nakamura Yuichiro Midorikawa and Hiroki Tomori: “Position and Vibration Control of Variable rheological joints using artificial muscles and magneto-rheological brake”, *International Journal of Humanoid Robotics*, Vol.8, No.1, pp.205-222, 2011.

《エピローグ》人工筋肉の未来

メカトロニクス系のアクチュエータの一つとして様々な人工筋肉について紹介してきた。本書を見ていただければ分かるとおり、人工筋肉には今までのアクチュエータにないすばらしい長所があるものの、以下の2点について大きな課題が残っている。

・人間をはじめとした生物の筋肉にはまだまだ及ばないのが現状。(人間の筋肉に置き換えることができない)

・モータや油圧などのアクチュエータに比べて世間一般に広まった人工筋肉はまだ見当たらない。

これらの原因についていろいろ思索してみたが、著者は次のように考えている。

まず、人工筋肉が生物の筋肉の性能に及ばない原因について考えてみる。著者は、この原因は「生物の筋肉は生命活動の一種であり、人工筋肉はアクチュエータの一つに過ぎない」からであると考えている。“生命活動”とは、細胞の生死とその入れ替わりである。または、血液からのエネルギ成分の取り込みや排出もこれに当たると考える。いったんエネルギの供給が絶たれ、細胞が壊死すると可逆的に回復することはありえない。すなわち、生命は短いサイクルでの寿命と非可逆性という犠牲の上で機械的駆動を行っている。

一方、アクチュエータとしての人工筋肉は、安定性と恒常性が求められる。同一の組織・組成において、ある程度の寿命が求められ、すべてが人間の操作の下で安定的に出力されることが必要条件となる。また、エネルギの供給は許されるが、エネルギの排出は出力による仕事と熱エネルギなどに限られる。近年のiPS細胞のような、たんぱく質から筋肉を直接作り出すような手法ではなく、あらかじめ“人工物”として捉え、上述の必要条件を満たさなければいけない限り、生物の筋肉に近づくのはなかなか難しい課題であると考えている。

逆に言えば、人類は現在までこのような課題をいくつも乗り越えてきており、上述のような難しい課題があるからこそ研究者や開発者はこの人工筋肉の研究に魅せられてしまうのだと思っている。

次に、人工筋肉が世間一般に広まらない原因について考えてみよう。著者は人工筋肉を含めた次世代アクチュエータは、まだ「シーズ先行」の段階であることが原因であると考えている。モータや油圧などの現在広く使われているアクチュエータの多くも、蒸気機関の時代から電力の時代に移り変わったメカトロニクス創世期の頃は使い物にならないシーズのみの存在だったはずである。

著者は、この技術的シーズの存在を、生物の進化におけるカンブリア紀の大爆発で知られる「適応放散」だと考えている。適応放散とは、生物の進化の過程の一つで、カンブリア紀の一定時期における生物の劇的な種の増加のように、単一の祖先から多用な形質の子孫が出現する状態をさす。多くの種がこの時期に発生したものの、これらのほとんどの種は進化の過程で絶滅していった。しかし、生き残った生物は、強くて数が多いものではなく、移り行く地球の環境にたまたま適応した生物だけが生き残った。

著者は、この「適応放散」がアクチュエータ技術においても当てはまると考えている。まさにこの人工筋肉は、生物学的な「適応放散」の時期を迎えており、多くの研究者や開発者が様々な種の人工筋肉を作り出しているのである。もしかしたら、この人工筋肉も当時の生物と同じように、出力の大きなアクチュエータが生き残るのではなく、人間の生活様式や生産活動様式の変化にたまたま適応したものだけが生き残るのかも知れない。（これはあまり工学的な考えではないが……）

一方、著者は、この人工筋肉におけるシーズ先行の風潮を打破しようともがいている。著者は以下の２つの観点から、人工筋肉の実用化を模索している。この方法は多くの研究者や開発者も同様であろう。

まず、人工筋肉の性能改善に関する追求である。これは、シーズの追及であると同時に、まだ見ぬ実用化に向けての基礎的準備でもある。著者は、この性能改善をより効果的に行うために、人工筋肉アクチュエータそのものを設計・評価するだけでなく、自らの手で製作している。これは著者の私見になってしまうが、著者は人工筋肉アクチュエータの製作を自らの手から放した瞬間に、性能改善へのマインドや様々なメカトロニクスシステムへの適用に関するアイディアが枯渇してしまうのではないかと考えている。アイディアは現場から生まれるものであり、様々な失敗を自らの手で犯してこそ次への展開が見えてくるものと信じている。

次に挙げるのは、人工筋肉のニーズの模索である。研究者自らが役に立つ分野を見立てて特定の応用分野を研究することは、研究者にとって大きなリスクとなると考える。しかし、ポンプやマニピュレータなどの基礎的な要素として提案することは必要であろう。著者は、人工筋肉の開発について検討しているという企業の開発者が訪れたとき、その企業が得意とする分野で展開できる応用技術を定めてから、それに適した人工筋肉を開発することをお勧めしている。現在の人工筋肉の形を何かの応用分野に合わせるのではなく、あらかじめ応用分野が定まっているなら、それに合わせて人工筋肉が開発されていけば、人工筋肉ももっと一般に広がるのではないだろうか？　これは上記の「適応放散」における生物の生き残りにも共通するところがある。

著者は、人工筋肉アクチュエータは将来有望なメカトロニクス要素の一つになりうると考えている。人間や生物の筋肉を目標にとして開発されていた人工筋肉が違うものに形を変えて世の中に出ているかもしれないし、ひょっとしたら、現在提案されているいくつもの人工筋肉の一つが世界を変えているかもしれない。

索　　引

さ　行

た　行

な 行

は 行

ま 行

や 行

ら 行

【著者略歴】
中村　太郎（なかむら　たろう）
1975年生まれ。信州大学大学院工学系研究科博士後期課程修了。1999年、秋田県立大学システム科学技術学部助手。2004年、中央大学理工学部専任講師。2006年、同大学助教授（2007年より准教授）、現在に至る。博士（工学）。
空気圧ゴム人工筋肉・機能性流体などのスマートデバイスの開発・制御・応用、およびミミズ、アメンボ、カタツムリといった生物を規範としたバイオミメティクスロボットの開発と応用に従事。
2008年、The Industrial Robot Innovation Award, 2009年、日本ロボット学会研究奨励賞、2010年、日本機械学会研究奨励賞、2011年、文部科学大臣表彰若手科学者賞などを受賞。IEEE、日本ロボット学会などの会員。

図解　人工筋肉
—ソフトアクチュエータが拓く世界—

NDC530

2011年11月17日　初版1刷発行

定価はカバーに表示してあります

発行者　井　水　治　博
発行所　日刊工業新聞社
〒103-8548　東京都中央区日本橋小網町14-1
電　話　書籍編集部　03-5644-7490
販売・管理部　03-5644-7410
FAX　03-5644-7400
振替口座　00190-2-186076
URL http://pub.nikkan.co.jp/
e-mail　info@media.nikkan.co.jp

印　刷　美研プリンティング㈱
製　本　美研プリンティング㈱

落丁・乱丁本はお取り替えいたします。　2011 Printed in Japan

ISBN 978-4-526-06749-5